성교육이 당황스러운 부모·교사를 위한

스마트한 성교육 코칭

성교육이 당황스러운 부모·교사를 위한
스마트한 성교육 코칭
우리 아이 성교육 길라잡이

초판 1쇄 발행 2022년 11월 11일

지은이 임영림
펴낸이 장길수
펴낸곳 지식과감성#
출판등록 제2012-000081호

교정 서은영
디자인 정윤솔
편집 정슬기
검수 이혜지, 정윤솔
마케팅 고은빛, 정연우

주소 서울시 금천구 벚꽃로298 대륭포스트타워6차 1212호
전화 070-4651-3730~4
팩스 070-4325-7006
이메일 ksbookup@naver.com
홈페이지 www.knsbookup.com

ISBN 979-11-392-0731-6(03370)
값 14,000원

• 이 책의 판권은 지은이에게 있습니다.
• 이 책 내용의 전부 또는 일부를 재사용하려면 반드시 지은이의 서면 동의를 받아야 합니다.
• 잘못된 책은 구입하신 곳에서 바꾸어 드립니다.

지식과감성#
홈페이지 바로가기

우리 아이 성교육 길라잡이

성교육이 당황스러운 부모·교사를 위한

스마트한 성교육 코칭

임영림 지음

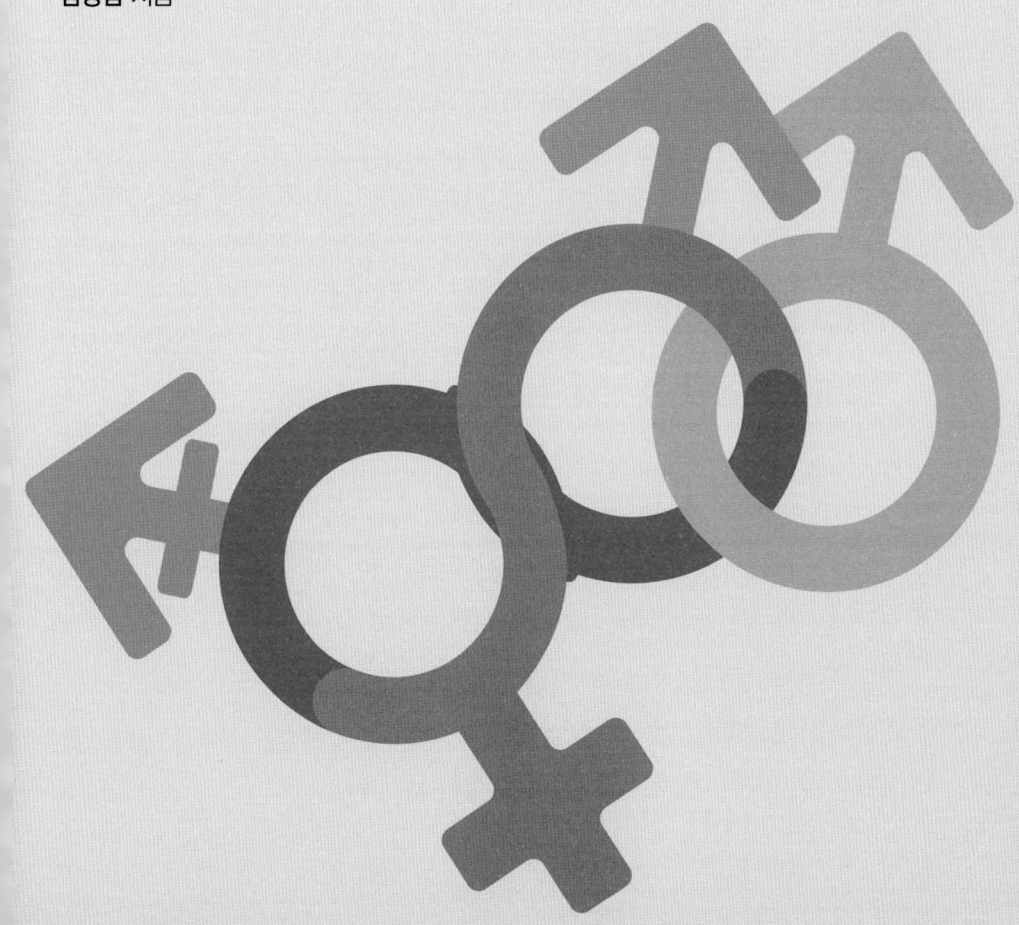

목차

Part 1.
밝은 마음, 좋은 느낌 만들기
성(性)을 대할 때 자연스러운 자세와 태도 가지기

1 성(性)은 나의 이야기, 인생의 밑거름이 된다_8

2 성 이야기는 인권 이야기_12

3 성교육은 평생교육이다_16

4 성 이야기(성교육), 언제부터 시작할까요?_20

5 성 이야기, 자연스럽고 당당하게 하자_26

6 성에 대한 자기 결정권(성적 자율권)과 동의의 중요성_32

7 경계존중교육에 대한 감수성을 키우기_37

Part 2.
"싹이 트고 있어요"
유아기에 좋은 성 만들기(2세~7세)

1 유아기의 성적 호기심과 성적 발달의 이해_42

2 유아기의 성적 놀이, 자위행위 어떻게 지도해야 할까요?_46

3 유아기의 생식기 만지는 행동은 어떻게 해야 할까요?_52

4 아기는 어떻게 생겨요? 어떻게 대답해야 할까요?_56

5 아이가 부모 성관계를 보았어요. 어떤 태도를 취해야 할까요?_61

6 생식기 명칭, 정확하게 알려 주는 것이 맞나요?_65

7 성 고정관념 교육, 어떻게 지도해야 할까요?_71

Part 3.
"어른들은 몰라요."
성교육이 중요한 아동기 (6, 7세~12, 13세)

1 아동기 성 발달에 대한 이해도를 높여요_78

2 빠른 사춘기, 성조숙증 지도는 어떻게 할까요?_82

3 아이가 성표현물을 보는 것 같아요, 어떻게 지도해야 할까요?_89

4 사춘기의 변화, 어떻게 지도해야 할까요?_94

5 포경수술은 언제 하면 좋을까요?_97

6 초경 준비는 언제부터 하는 것이 좋을까요?_101

Part 4.
"인생의 이벤트 시기",
청소년기 성 가치관 완성 (12세~20세)

1 아이의 자위행위를 보았습니다. 어떻게 지도해야 할까요?_108

2 남들과 다른 성적 취향, 어떠한 태도를 취해야 할까요?_112

3 '이성 교제'를 위한 교육은 어떻게 해야 하나요?_117

4 자녀의 성관계 교육, 어떻게 지도해야 할까요?_122

5 피임 교육은 언제, 어떻게 지도해야 할까요?_125

6 성 소수자에 대해 설명하기가 어려워요, 어떻게 지도해야 하나요?_129

Part 5.
"뉴노멀시대", 성폭력 감수성 높이기

1 성폭력 의식 점검하기. 성폭력 제대로 알고 교육해요_134

2 만약 아이에게 성폭력이 발생했다면?, 어떻게 대처해야 할까요?_139

3 친구로부터 성폭력 피해를 당하였어요. 어떻게 대처해야 할까요?_148

4 성폭력 범죄 가해자로 지목되었어요. 어떻게 대처해야 할까요?_151

5 디지털시대, '미디어 리터러시' 교육, 어떻게 지도해야 할까요?_155

6 장난삼아 사진 한 장 보냈는데, 디지털 성범죄라고요?_162

7 메타버스 내에서 성범죄 예방은 어떻게 지도해야 할까요?_170

참고문헌_175p

Part 1

밝은 마음, 좋은 느낌 만들기
성(性)을 대할 때
자연스러운 자세와 태도 가지기

성(性)은 나의 이야기, 인생의 밑거름이 된다

 "성(性)은 무엇이라고 생각하니?"

"남자, 여자 뭐 그런 거 아니에요?"

"선생님, 학교에서 왜 그런 것을 공부해야 하나요?"

"그런 거 공부 안 하면 안 되나요?"

성(性)은 태어나면서부터 시작됩니다. 태어나면서 남자와 여자로 태어나고, 개체로서 역할을 익히며 점차 아이에서 어른으로 넘어가는 사춘기를 거치고, 어른이 되어 결혼과 더불어 자녀를 낳고 키우며, 노인으로 살아가는 삶 자체가 성이며, 이것이 모여 인생이 됩니다.

성(性)이란 우리 성인들도 남녀, 성폭력, 성매매와 같은 특정 의미와 관계를 떠올리게 되는데 성(性)은 생물학적인 성(sex)뿐만 아니라 사회문화적으로 형성된 성(gender)을 포괄적으로 의미합니다. '성(性)'은 특별한 경험을 이야기하는 것이 아니라 우리 개개인의 생활, 즉 삶 속에서 이어져 나가는 것입니다.

우리가 흔히 성교육이라고 하면 신체적인 것으로 생식기, 성관계 등을 먼저 떠올리고, 성폭력 예방 교육이 전부라는 오류를 범합니다. 그래서 부끄러워하고, 부정적인 생각으로 가득할지도 모릅니다. 시골 마을 아이들에게 성교육은 변태적인 것으로 통했습니다. 내가 만나 본 시골 작은 읍면 아이들은 대부분 그랬고요.

아이들은 성교육에 대해 "학교에서 해야 해요?"라는 질문을 자주 했습니다. 성을 부끄럽고 수치스러운 것으로 생각하여 소극적으로 수업에 임하는 학생들이 많았습니다. 하지만 요즘 학생들은 인터넷을 통해 채팅한다거나 하여 얼굴도 모르는 사람들과 성에 관한 이야기를 나누고 유튜브를 통해 잘못된 정보를 접하는 경우가 있음을 상담을 통해 알게 되었습니다.

그래서 '성(性)에 대한 우리의 인식이 중요하구나!'라고 생각했습니다. 성(性)에 대한 우리의 인식, 개념을 먼저 정립한 후에 우리 몸에 관한 공부를 해야겠다고 생각했습니다. 그래야 '왜 성에 대한 교육을 받아야 하나요'라는 대답이 들리지 않으니까요.

성은 자연스럽게 배우는 것이 중요하고 생명 탄생에 관한 소중한 것이며 생활 일부분임을 가르쳐야 합니다. 그래서 성교육은 성폭력 예방 교육이 전부가 아니라 나의 이야기, 사회 속에서 살아가는 사람들과의 관계에 관한 이야기로, 즉 성교육이란 어떤 것인지 알고 나면 부끄러움보다 떳떳함이 아이들의 호기심을 긍정적인 방향으로 변화시킬 것이라 믿습니다.

"성은 아름다운 것인지?", "성은 부끄러운 것인지?"를 이해하는 것이 중요한 것이 아니라 성은 개인의 경험을 투영합니다. '성은 부끄러운 것이다', '성은 아름다운 것이다'라는 두 가지 명제가 성(性)을 설명해 주지는 않습니다. 성은, 각자 어떤 경험을 하였느냐에 따라 사람들에게 서로 다른 방식으로 인식됩니다.

예를 들면 이성 간의 사랑에서 성은 달콤한 연애로 정의되지만, 데이트 폭력이나 스토킹을 당한 경험에서 성은 범죄로 정의될 수 있습니다. 그중 성이 아름다운 것들로 가득함을 이해하고 경험함으로써 자연스럽게 인생 주기에 맞는 성을 이해할 수 있고, 자신 있게 이야기할 수 있게 됩니다. 그래서 우리는 성(性)에 대해 인식해야 할 것들이 참으로 많습니다.

첫째, 성은 태어남과 동시에 죽을 때까지 거치는 인생 과제입니다.
둘째, 성은 인간이 성장하면서 사회 속에서 느끼는 문화입니다.
셋째, 성은 신체적인 sex가 아니고 넓은 의미의 sexuality입니다.

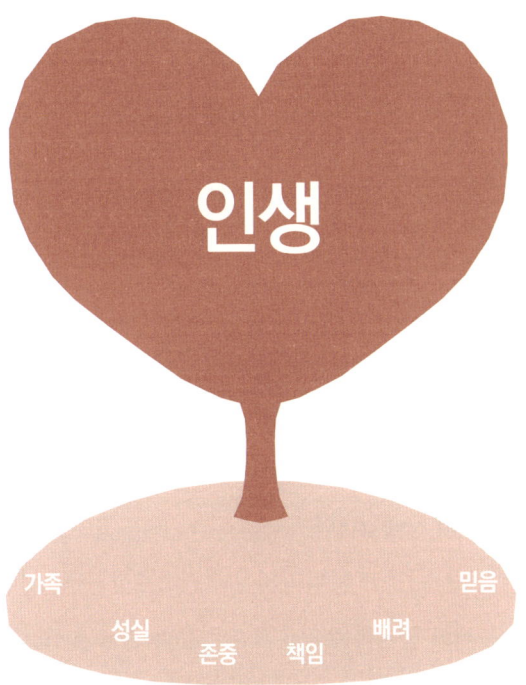

Check Point 성은 나의 이야기

- 성은 우리 개개인의 생활 즉 삶 속에서 이어져 나가는 것이다.
- 성은 인생 주기에 알맞게 헤쳐 나가야 할 과제들이다.
- 성은 태어나면서부터 시작된다. (예를 들면, 샤워하는 법, 배변 교육을 하는 것, 원하는 옷을 고르는 것, 양육자와 따로 자는 연습을 하는 것 등)
- 성은 출생에서부터 죽을 때까지 거치는 인생 과제이다.

2
성 이야기는 인권 이야기

21세기는 인권의 시대입니다.

모든 사람에게는 개인 또는 나라의 구성원으로서 인종, 성별 등에 상관없이 마땅히 누리고 행사하는 기본적인 자유와 권리를 사전적 의미로 인권이라고 합니다. 즉 사람으로서 누구나 마땅히 누려야 할 소중한 권리이지요. 나이, 성별, 장애 등과 관계없이 누구나 사람으로서 존중받고 행복하게 살아갈 권리가 있습니다. 즉 인간이 태어나면서부터 갖는 천부적인 권리이며, 타인이 함부로 빼앗을 수 없고, 남에게 넘겨줄 수 없는 자연적으로 주어지는 권리입니다.

성 인권이란 성적인 영역에서 자신의 권리를 침해받지 않고 존중받는 것을 말합니다. 즉 스스로 성적 권리를 이해하고 인식하며 자신과 타인의 성적 권리를 보호하며 삶 속에서 보호되어야 합니다.

1789년 프랑스 시민들은 프랑스 인권선언을 통해 '자유와 평등 그리고 우애'를 내세우며 혁명을 일으켰습니다. 프랑스 인권선언문은 1776년에 일어난 미국의 독립혁명과 계몽운동에 영향을 받아 종교적 자유, 언론의 자유 그리고 개인의 자유를 선포했습니다. 또 인권선언문은 인간이 자연적으로 양도할 수 없는 권리를 가지고 있으며, 이는 "자유, 재산, 신체의 안전 그리고 억압에 맞설 권리" 등을 보장한다는 내용을 담았습니다. 그럴 뿐만 아니라 "법에 규정되어 있지 않은 이상 그 누구도 고발되거나, 투옥되거나 혹은 체포될 수 없다"라는 내용과 함께 "모든 이들은 유죄가 확정될 때까지 무죄를 원칙으로 한다"라는 내용을 담고 있습니다. 프랑스 인권선언문은 1791년에 쓰인 프랑스 헌법 서문에 담겨 있습니다. 그러나 훗날 쓰인 나폴레옹 법전은 이러한 사상들을 무시했습니다.

이런 권리들을 성인권 관점으로 보았을 때 성 인권은 긍정적 자아상을 형성하고 타인에 대한 인권 감수성을 높이는 것에서 출발합니다. 가장 먼저 자신에 대한 이해와 타인에 대한 존중을 체험하고 학습하고 실천함으로써 올바른 인성을 가지는 것입니다. 권리를 바르게 행사하려면 타인의 권리를 알고 존중해야 합니다. 또한 차이를 인정하고 다양성을 인정하며 차별하지 않는 품성도 함께 갖추어야 합니다. 그래서 성 인권은 인성 함양을 중요시합니다. 요즘 학교에서는 여러 입시에 시달려 인성교육을 제대로 함양하지 못하고 있습니다.

예전에는 학교에서 학력을 중시하여 관리자로부터 "우리 학교의 학력을 끌어올리기 위해선 교사의 적극적인 열정이 필요합니다"라는 이야기를 많이 들었습니다. 하지만 최근에는 인성 함양을 위한 인성교육들을 많이 하고 있습니다.

   내가 몸담은 초등학교에도 성인권 교육을 합니다. 보통 수업 첫 시간 가장 먼저 '나를 존중해요'라는 수업을 하는데 자기 모습을 그린 풍선에 "사랑해"라고 말하며 날리기도 하고 그 외 권리와 차별, 성폭력 등에 대해 교육을 합니다. 성 인권교육은 성을 기반으로 일상생활에서의 상호 존중과 적절한 다른 사람과의 경계의 중요성을 인식하고 실천하도록 가르칩니다. 우리는 때로는 자신도 모르게 상대방과의 경계를 허물 때가 많습니다. 최근 문제시되는 여러 디지털 성범죄도 성적 주체인 인간의 권리를 침해하는 행위입니다.

   현대사회는 과학기술과 디지털 기술의 발달로 빠르게 변화되고 있습니다. 그러므로 사회 속 인간관계에서도 서로 소통하는 역할이 더욱 필요합니다. 먼저 성적 주체로서의 나 자신을 발견하며 성숙한 자가 되어야겠습니다. 특히 현대를 살아가는 우리에게 가장 중요한 덕목은 타인에 대한 배려와 소통이라고 생각합니다. 이것이 맹자, 공자의 덕목을 언급하지 않더라도 인간의 관계 속에서 가장 기본이 되는 토양이 되며 윤활유 역할을 한다고 생각합니다.

   또한 스스로 성적 주체라는 명제를 꼭 기억하며 자신과 타인의 성 인권을 보호하고 존중할 수 있는 사회 구성원으로서 폭력과 인권침해 등이 사회적 문제로 나타나고 있는 점을 고려할 때 아이들 스스로 자신의 권리를 보호하는 능력을 길러야겠습니다.

성 인권에 바탕을 둔 사회 인식 변화가 우리 각자의 생활 속 작은 실천으로 이어진다면 서로에게 진정한 이웃이 되지 않을까 싶습니다.

> **Check Point 성은 인권이다**
> ✓ 인권 존중은 가까운 곳에서 시작되어야 하고, 누구의 인권이든, 언제, 어디서든 존중되어야 한다. −김용석−
> ✓ 인간의 존엄은 그것을 위해 싸우거나 죽을 가치가 있는 것이다. −로버트 허친스−

3
성교육은
평생교육이다

"성(性)은 마음(心)과 몸(生)의 결합체"

우리 사회는 아직도 성(性)에 대해 말하는 것을 불편해하거나 꺼립니다. 그래서 대부분 사람이 성교육은 성장 과정에서 저절로 알게 되는 것인데 굳이 들춰내서 문제를 만들 필요가 없다고 주장하기도 합니다. 예전에는 성교육이 여성의 순결교육 중심으로 이루어졌습니다. 결혼, 임신, 출산에 중심을 둔 교육으로 내가 발령받은 초임 시절(1995년) 몇 해 동안 성교육을 순결 선서식으로 대체하고 있었습니다. 그러나 1995년 「여성발전기본법」 제정 이후 여성의 순결교육 등은 공식적으로 사라졌다.

성에 대한 가치나 규범, 성 윤리, 성 행동 등은 사람마다 다르지만, 성교육을 어떻게 학습하고 내재화하느냐에 따라 삶의 행복에 큰 영향을 미친다고 생각합니다. 그래서인지 최근에는 많이 달라졌습니다. 현재 학교에서는 교육부 성교육표준안 지침에 따라 학생들을 대상으로 성교육을 시행하고 있습니다. 하지만 현실적이지 않다는 의견들도 많습니다. 'N번방 사건' 이후 청와대 청원 글 중 하나에서 자신을 고등학생이라고 밝힌 이는 초·중·고등학교의 성교육 내용을 현실적으로 개편해 달라고 요구했습니다. 학교에서의 성교육은 이론 위주 교육이고 전교생 대상의 성교육 강연은 이미 알고 있는 내용의 반복이라고 했습니다. 이런 성교육의 부실은 디지털 성범죄의 토양이 되기도 합니다.

교직원들 또한 4대 폭력예방교육(성희롱, 성폭력, 성매매, 가정폭력)이라고 하여 4시간 이상 의무적으로 실시하고 있고 해마다 실시하는 교육이지만, 늘 아쉬운 면이 많습니다. 즉 성교육의 사각지대인 셈이지요. 최종 결정을 하는 학교 관리자들은 잘 참여하지 않습니다. 어쩌면 권위주의의 시발점이 아닐까? 하는 생각마저 듭니다. 최근 10년간 실시한 4대 폭력예방교육에 참여하신 교장 선생님은 몇 분 되지 않습니다. 유일하게 참석하신 교장 선생님이 우러러보이기까지 했습니다. 관리자들도 폭력예방교육을 통해 성인지 감수성을 높이는 것은 우리 삶의 행복 지수를 높이는 것인데 말입니다.

성교육은 생물학적 성(Sex)과 사회·문화적인 성(Gender), 인격적인 성(Sexuality)으로 올바른 역량을 기르도록 하는 교육입니다. 생물학적 성(Sex)의 개념으로는 성별 구분, 성행위, 성관계 등을 모두 지칭하는 의미로 주로 사용되지요. 섹스는 '생물학적인 성'으로 성을 단지 생리적 현상에 국한하여 사용되는 개념으로 성기 중심의 이해라고 볼 수 있습니다. 이렇듯 Sex는 남성과 여성으로 나뉘는 신체적 구분을 뜻하므로 출생과 동시에 결정되는데 이를 1차적 성징이라고도 합니다.

반면, 사회·문화적 성(Gender)은 각 개인이 속해 있는 사회나 문화에 따라 남성으로서 또는 여성으로서 어떻게 생각하고 행동하고 느끼는지를 포함하는 개념으로 개인이 속한 사회와 문화에 따라 통용되는 남자다움 혹은 여자다움에 대한 심리적 감정입니다.

인격적인 성(Sexuality)은 우리가 태어날 때 시작해서 죽을 때 끝나는 일생의 과정입니다. 그래서 포괄적인 성이라고도 합니다. 저는 학생들에게 성에 대한 개념을 교육할 때 한자의 개념을 많이 인용합니다. 요즘은 한자를 배우는 학생들도 많고 이해도 잘합니다. 성(性)은 마음(心)과 몸(生)이 결합한 것으로 설명합니다. 이것은 몸과 마음의 전인적 인간을 의미하는 것입니다. 즉 성교육이라 할 때, 성교육의 의미는 섹슈얼리티(sexuality)로 교육하는 것이 바람직합니다. 성교육에서는 성에 대한 개인의 태도, 신념, 가치관, 행동뿐만 아니라, 성관계 및 생물학적 성, 사회문화적 성을 모두 포함하는 교육을 하여야 합니다.

성교육은 인지적 영역(성 건강에 필요한 지식과 요소 탐구), 기능적 영역(자신과 타인의 성을 보호하고 대처할 수 있는 능력), 정의적 영역(성 건강을 영위할 수 있는 합리적인 생활 태도)을 다룹니다. 성교육의 목표는 성에 대한 올바른 지식을 발달 단계에 맞추어 습득함으로써, 성의 본질에 대한 이해 및 성적 성숙에 대응하는 능력을 기르고 성차에 의한 남녀의 특징과 남녀평등의 의식을 고취해 이성에 대한 인격의 존중과 협력하는 태도를 기르도록 하여야 합니다.

올바른 성교육을 위해서는 성에 대한 올바른 인식이 선행되어야 합니다. 성에 대한 잘못된 이해가 우리 사회의 집단 간 갈등을 만들어 내는 원인이 되기도 하고, 성과 관련된 사회문화의 형성에도 악영향을 끼칠 수 있습니다. 즉 잘못된 성 환경 속에서 잘못된 성 문화가 형성됩니다. 그뿐만 아니라 성교육에도 소극적이고 성에 대한 인식과 정보의 습득에도 왜곡되어 나타나며 이러한 잘못된 성 인식의 전환을 위해서 성교육은 꼭 필요합니다.

> **Check Point 성교육의 기본원칙**
> - 성교육은 생물학적 성(Sex)과 사회·문화적인 성(Gender), 인격적인 성(Sexuality)으로 올바른 역량을 기르도록 하는 교육이다.
> - 성교육은 인지적 영역(성 건강에 필요한 지식과 요소 탐구), 기능적 영역(자신과 타인의 성을 보호하고 대처할 수 있는 능력), 정의적 영역(성 건강을 영위할 수 있는 합리적인 생활 태도)을 다룬다.
> - 성교육의 목표는 성의 본질에 대한 이해와 더불어 이성에 대한 인격의 존중과 협력하는 태도를 기르는 것이다.
> - 올바른 성교육을 위해서는 성에 대한 올바른 인식이 선행되어야 한다.

성 이야기(성교육), 언제부터 시작할까요?

"우리 아이는 아무것도 모르는데 성교육을 하면 아이의 호기심이 더 커지는 건 아닐까요?"

"아이가 성교육을 받기에는 어리지 않을까요?"

얼마 전까지만 해도 일반적인 시각은 성교육이 호기심을 더 키우지는 않을까? 하는 우려가 있었습니다. 지금도 유아 시기부터 성교육을 한다고 하면 의아해할지도 모릅니다. 아직 성 이야기와는 거리가 먼 이야기라고 생각하기 때문이지요. 하지만 성교육은 연령에 따라 나타나는 행동들이 있으므로 연령에 맞는 교육이 필요하며 그 시작은 0세부터라고 할 수 있습니다. 성교육이 생활교육이라고 생각할 때 아이들은 태어나면서부터, 즉 0세부터 시작하여 3세까지가 유아기 성교육 대상이라고 할 수 있습니다.

현대사회의 아동, 청소년들은 신체적인 성장과 더불어 인터넷, 게임, 태블릿 PC 등 미디어를 통한 성적 자극에 일찍 노출되기 때문에 성 관련 정보들이 아동, 청소년들에게 성 지식과 태도, 가치관의 혼란을 초래할 수 있습니다. 유아의 성교육은 올바른 성 태도와 가치관을 형성하는 기초가 되므로 매우 중요한 부분입니다. 유아기 성교육의 핵심은 성 지식이 아니라 성에 대한 느낌입니다. 그 첫 단추 역할을 하기에 유아기의 성교육은 참으로 중요합니다.

프로이트(Freud)는 유아기의 아이들도 당연히 성적인 존재라고 말합니다. 성 활동이 본격적으로 이루어지는 사춘기 이전에도 성 에너지는 여전히 형성되어 있다는 것입니다. 이러한 유아기의 성 이야기는 복잡한 성 지식이 아닌 성을 대하는 태도와 자세가 중요함을 인식해야 합니다. 처음 접하는 성에 대한 호기심을 어떻게 대하는지에 대한 태도와 자세가 유아기에 주로 형성되는데, 이때 성을 은밀하게 대하는지, 장난스럽게 대하는지, 더럽다고 느끼는지, 밝고 건강하게 느끼는지에 따라 자라면서 성에 대한 인식이 달라질 것입니다. 부족한 성 지식은 나중에 알면 되지만 성을 대하는 태도나 자세는 유아기에 인식된 느낌들이 자라면서 어떤 형태로든 남게 되기 때문에 그것은 평생 아이의 성에 대한 인상을 결정짓고, 영향을 미칠 수도 있습니다.

특히 유아기 3~4세부터는 아이들이 남녀 신체에 대해 다양한 질문을 하고 성에 대해 궁금해하기 시작합니다. 사회성이 발달하는 5~6세가 되면 성에 대해 한 단계 더 눈을 뜨게 되는데 생식기에 관한 관심도 증가하고, 남자, 여자 성역할도 따지고 흉내를 내며 또래 친구들과 성적인 놀이도 합니다. 이때 부모가 차단하거나 꺼리면 아이들은 성에 대해 감춰야 하고 잘못된 질문이라는 생각에 성에 대해 부정적인 느낌이나 생각을 가지게 됩니다.

교육자들은 스스로가 성에 대한 올바른 가치관을 가지고 있어야 합니다. 그렇지 않으면 왜곡된 성의식이 유아기 시절부터 아이에게 전해질 수도 있겠지요. 성교육의 첫 단추가 잘못 끼워지는 것입니다. 성교육을 어렵게 생각하시는데, 사실은 일상에서 보이는 부모의 태도와 자세가 성교육이 됩니다. 그 후 본격적인 성교육은 아이가 성에 대해 질문을 했을 때, 성과 관련된 놀이를 할 때 하면 됩니다. 하지만 성교육을 시작하기 전에 부모 자신부터 성에 관한 생각을 다시금 정립해 보고 자연스럽고 진지하게 대하도록 해야겠습니다.

성교육을 시킨다 생각하면 아무것도 모르는 아이에게 오히려 호기심만 생기게 하는 것이 아닐까? 하는 걱정은 초등학생 이전에 성교육이 제도적으로 체계화된 프로그램이 없어서 언제 시작할지?, 어떤 방향으로 교육해야 할지? 난감할 수도 있지요. 하지만 성교육은 생활교육이기 때문에 일상생활 속에서 경험을 통해 형성되므로 성교육에 특별한 시기가 있는 것은 아닙니다. 생활 속에서 자녀의 관심과 발달 단계에 맞춰 교육하면 됩니다. 즉 자녀가 궁금해할 때가 시기입니다.

또한 아이의 연령 단계에 맞추어 어릴 적부터 자기 몸의 소중함을 가르치는 것도 중요합니다. 9세부터는 내 몸, 내 마음에 관한 관심이 생기는 때이므로 이때 '경계 존중 교육'에 대해 알려 주고, 결정하는 법을 알려 주면 좋고, 12세에는 사춘기 이후 몸이 변하기 시작하고 더 궁금한 게 많아지는 만큼 발달 시기에 따른 '관계 교육'으로 성교육 및 성폭력 예방, 젠더 교육이 필요하며, 15세는 성인이 되기 이전에 배워야 할 임신, 출산, 성병, 피임 등 '성적 자기 결정권'을 배워야 하는 시기입니다.

아이들은 커 가면서 각종 미디어, 또래 집단, 학교, 학원 등에서 성에 대해 위험하거나 왜곡된 정보에 노출되는 경우가 많습니다. 성교육은 일회성으로 성 지식을 전달하는 데 그치지 않고, 자녀 신체 및 마음 발달에 맞게 지속적이고 일관된 훈련을 통해 이루어져야 합니다. 특히 대인 관계, 공감 능력, 상호 존중을 기본으로 하는 만큼 부모님이 해 주시는 것이 좋습니다. 아이가 잘못된 성 지식을 인터넷을 통해서 배우지 않길 바라신다면 부모가 먼저 시대 가치를 따른 성과 젠더에 관해 공부하고 아이와 함께 토론해 보는 자리를 마련해 보는 것이 좋겠습니다.

어렸을 때부터 성을 떠나서 다양한 삶의 일상 이야기를 나누는 과정이 필요합니다. 그래야 아이가 성에 대해서도 거부감 없이 말할 수 있습니다. 가장 중요한 것은 아이들이 '믿을 수 있는 어른'과 성에 대해 말할 수 있는 분위기가 형성되는 것입니다. 부모가 먼저 배워서 믿고 의지할 수 있는 어른이 되시길 바랍니다.

아이가 자신의 주관이 생기고 마음을 닫았을 때 성에 관해 이야기하려면 쉽지 않습니다. 아이와 부모 사이가 오히려 더 멀어질 수도 있습니다. 그래서 어렸을 때 일상 대화부터 시작해야 합니다. 부모가 적절한 시기에 올바른 성교육을 한다면 아이가 성에 대해 편하고 건강하게 이야기하는 분위기가 형성될 수 있을 것입니다.

즉 성교육은 생활 속 이야기를 통해서 자녀와 함께 TV를 보면서도, 게임을 하면서도 언제든지 할 수 있습니다. 자녀와 함께 TV를 보다가 끌어안고, 키스하는 장면에서 갑자기 채널을 돌려 버리거나 자리에서 일어나 부자연스럽게 외면하시면 그런 행동이 '부끄럽고 민망한 것'으로 받아들여집니다. 또한 일상생활 중 부적절한 성 행동을 하는 경우, 예를 들면 공공장소에서 부적절한 성 행동이나 성적 놀림 등에는 즉시 그 자리에서 지도하는 것이 효과적입니다. 생리나 사정 등의 성장과 관련된 교육은 아이의 신체나 연령의 성숙도에 맞게 생리나 사정을 시작할 즈음에서 준비할 수 있도록 교육하는 것이 좋습니다.

성교육은 '하지 마라', '조심해라'에 대한 교육이라기보다 먼저 나를 사랑하고 내가 사랑하는 사람을 가장 아름답게 보호하는 것이라는 인식이 필요합니다. 초등학생들에게 "너희가 얼마나 놀라운 확률로 이 땅에 태어난 줄 아니?"라고 가르치며 그 확률을 이야기해 주었더니 "내가 그렇게 소중한 존재인 줄 몰랐어요"라고 말했습니다. 나의 소중함을 느낄 수 있도록 이야기 나눌 수 있으면 좋겠습니다.

Check Point 성 이야기(성교육) 시작 연령, 언제부터

- 부모가 먼저 공부를 하고, 제대로 된 성교육을 하자.
- 유아기에는 복잡한 성 지식이 아닌 성을 대하는 태도와 자세가 중요하다.
- '하지 마라', '조심해라'라는 교육이라기보다 나를 사랑하고 내가 사랑하는 사람을 가장 아름답게 보호하는 방법을 가르쳐 주어야 한다.
- 자녀가 놀라운 확률로 이 땅에 태어난 소중한 존재임을 알려 주자.

5
성 이야기, 자연스럽고 당당하게 하자

 "오늘 성(性)에 대해 이야기 해 볼까요?"

"선생님, 유튜브 보니까 '성기' 그런 거 나오던데요."

아이에게 어디까지 말해 줘야 할지 고민이 많을 것입니다. 먼저 아이에게 질문을 해 보고 선행지식에 대한 정보를 모아 보십시오. "뭐가 궁금해?", "성(性), 하면 뭐가 떠올라?" 하면서 말이죠. 아이가 알고 있는 게 어느 정도인지를 알아야 합니다. 아이마다 성에 대해 알고 있는 정보가 다를 수 있기 때문입니다. 되도록 많은 정보를 얻어야 아이가 알고 있는 성 지식의 정도, 성 가치관 정도를 판단할 수 있고, 아이가 잘못 알고 있는 부분에 대해 수정해 줄 수 있습니다. 그리고 아이들이 궁금해하는 질문에 대답해 주면 됩니다. 아이와 자연스러운 대화를 통해 눈높이에 맞게 이야기합니다. 좋은 관계 형성이 자녀 성 이야기에 첫걸음이 됩니다.

먼저 자기 몸의 소중함에 관해 이야기합니다. 성 이야기에 가장 좋은 선생님은 가까이에 있는 부모님, 선생님입니다. 부모님, 선생님을 통해 자연스럽게 배우면 아이들의 올바른 성 가치관 확립에는 더 안정적으로 이루어질 수 있습니다.

성이 부끄럽다고 생각하는 인식 때문에 정말 필요한 지식을 배우기가 어렵습니다. 그렇다 보니 아이들은 디지털 미디어를 통해서 성에 관한 왜곡된 정보를 접하게 되는 경우가 많습니다. 성을 금기시하기보다는 성에 대한 호기심을 수치스럽게 않게 자연스럽게 받아들이게 해야 합니다. 성 이야기를 몸과 마음의 이야기로 편하게 할 수 있는 분위기를 만들어 주는 게 중요하죠. 가장 좋은 방법은 부모가 먼저 존중, 책임, 배려, 성 인권 등을 먼저 배우고 자녀의 성 지식수준이나 성장 속도에 맞춰 가르치는 것이 가장 좋습니다.

특히 성에 대해 가르칠 때는 교육자의 태도에서 아이들은 강한 인상을 받기 때문에 성을 진지하고 소중하게 대하는 모습을 보여 줘야 합니다. 그래야 아이들이 게임, 웹툰, 유튜브 등 다양한 미디어에서 보여 주는 성을 내면화하지 않을 수 있습니다.

성은 자연스러운 것입니다. 아이의 건강한 성 의식의 형성을 위해서는 부모부터 바람직한 성 의식을 가지고 올바른 방향으로 인도해 주는 것이 필요합니다. 자녀에게 성 이야기를 시작하기 전에 성은 위험하고 야한 것이라는 생각에서 벗어나야 합니다. 성은 아름다운 것이라고 이야기하지만, 선뜻 받아들이기는 어려울 수 있습니다. 그동안 우리는 성에 대해 부정적이고 보수적인 관점에서 보아 왔기에 성 이야기를 어렵게 생각할 수밖에 없습니다. 성에 대해 긍정적이고 적극적으로 이야기하면 우리 사회는 비정상으로 보는 시선들이 많습니다.

 가정에서의 성 이야기, 즉 성교육의 궁극적인 목표는 인간관계 교육입니다. 자녀들과 자연스러운 성 이야기를 나누기 위해서는 부모 스스로 자신의 성적 가치관과 태도에 대해 점검해 보고, 다양한 성적 문제에도 자연스러울 수 있어야 합니다. 또한 자녀의 발달 단계에 따른 변화를 알고 있어야 자녀들에게 비판적인 태도를 보이지 않고 비밀을 보장하며, 자녀 스스로 결정하고 문제해결을 할 수 있도록 도와줄 수 있습니다. 또한 기존의 성에 대한 틀에서 새로운 틀을 재구성할 수 있어야 하고, 성 행동의 다양성을 넓게 이해하고 수용하며 자녀들을 한 인간으로 존중할 수 있어야 합니다.

 사람들은 성장 과정에서 부모의 태도나 자기 경험을 통해 성과 관련된 감정과 생각의 왜곡, 무지, 혹은 성 충동의 적절한 관리 능력 부족으로 생기는 문제를 경험합니다. 성에 대한 죄책감이나 과거 경험에 대한 불안감을 가지고 있을 수도 있습니다. 그러므로 부모들의 성과 관련된 생각이나 경험은 자녀들의 성과 관련된 이야기를 나눌 때 왜곡되어 드러날 위험성이 있습니다. 그러므로 부모 자신이 먼저 성적 가치관과 태도 점검이 필요합니다. 또한 소아·청소년 전문가들은 '아이들이 성에 대한 태도나 개념을 형성하는 데 약 70%는 가정에서 부모의 태도를 보고 무의식적으로 배우고, 나머지 30%는 의식적으로 교육을 받아서 교정되는 부분'이라고 합니다. 그러니까 부모가 일상생활 속에서 모범을 보여야 합니다.

성 이야기를 나누기 전에
나의 성 가치관에 대해 점검해 보는 것이 좋습니다.

첫째, 성에 대하여 엄격하며 금기시하는 자세에서 벗어나 자연스러운 생활 일부로 인식해야 합니다.

둘째, 바람직한 성 역할을 이해하고 점검해 봅시다. 가정에서 서로가 가진 여성상과 남성상에 관해 토론하도록 하는 것이 좋은 예라 할 수 있습니다. 또한 성 역할에 대해 서로의 의견을 나눌 수 있게 해야 합니다.

셋째, 성적 차이의 이해가 필요합니다. 여성과 남성의 신체적 특성이 갖는 의미는 생명의 탄생에 있음을 가르쳐야 합니다. 여성과 남성의 차이는 '생명'과 관련이 있음을 분명하게 말해 주어야 합니다.

넷째, 올바른 성이란 서로의 책임, 존중, 배려가 기본 바탕임을 배우고 나서 유해매체를 접하는 것이 좋습니다.

다섯째, 정보가 필요할 때 주변(관련 도서, 전문가 등)의 도움을 받는 것이 필요합니다. 특히 아이들의 당황스러운 질문에는 당황하거나 회피하지 않아야 합니다. 불충분한 대답은 좋으나 거짓말을 하지 말아야 합니다.

성 이야기(성교육) 나눌 때 주의해야 할 점은 무엇일까요?

첫째, 어렸을 때부터 세워진 성에 대한 태도가 어른까지 이어지기도 합니다. 그래서 성교육은 단순히 성 지식을 알려 주는 데 그치지 말고 시대에 뒤떨어진 지식이 아닌 성 감수성의 균형을 맞춘 정보를 알려 줘야 합니다.

둘째, 무엇보다 가장 중요한 것은 자기 결정권에 대해 알려 주어야 해요. 내 몸, 내 물건, 내 가방, 내 이름 등 유아 때부터 자신의 의지를 드러낼 줄 알아야 나중에 '내 몸이니까 만지지 말라'는 성적 의지도 드러낼 수 있거든요.

셋째, 경계 존중에 대한 교육이 중요합니다. 몸의 주인은 자신인 것처럼 다른 사람의 몸도 중요하므로 함부로 다른 사람의 몸의 만져선 안 된다는 것을 알려 주어야 합니다.

넷째, 초등학교 고학년이 되면 '미디어 리터러시' 교육이 필요합니다. 무엇이 바르고 무엇이 그른지 걸러 내는 능력이지요. 아이들은 쉽게 미디어에 노출되기 때문에 무엇이 좋고 나쁜 것인지 구별할 수 있도록 성 정보에 대한 비판력과 판단력을 기르는 것이 중요합니다.

다섯째, 일상 대화 속에서 성 토크를 해 보시길 권장합니다. 평상시 취침, 식사, 건강, 청결, 친구 관계, 경제, 진로, 취미 이야기를 하며 충분히 믿고 이야기하는 관계가 형성되어야 사춘기 이전, 이후에도 성에 관한 토론 및 이야기를 부모님에게 할 수 있답니다.

일상 대화 중 아이들의 문제, 고민을 듣고 해결해 주기 시작하면서부터 신뢰를 얻은 후, 성을 이야기하면 더 좋겠습니다. 어떻게 교육해야 할까 고민하시는 분들이 많은데 생각보다 많은 자료가 주변에 있잖아요. 자녀 관계 대화 및 심리, 성을 다룬 책, 영상 자료는 물론이고요. 여성가족부, 교육부, 보건복지부, 국가인권위원회, 각종 교육 및 강연 방송 프로그램 등에서도 다양한 자료를 제공하고 있으니 참고하시면 좋습니다.

Check Point 성 이야기, 자연스럽고 당당하게 하자

- 성에 대하여 엄격하며 금기시하는 자세에서 벗어나 자연스러운 생활 일부로 인식하자.
- 서로의 책임, 존중, 배려가 기본 바탕임을 가르쳐야 한다.
- 내가 먼저 마음을 열고 아이들과 성 관련 이야기를 하자.

6
성에 대한 자기 결정권
(성적 자율권)과 동의의 중요성

"학부모로부터 황당한 항의를 받은 적이 있었습니다. 이유는 1학년 남학생이 옆 짝꿍 여학생 볼에 뽀뽀하였다는 것이었습니다. 그 내용을 여학생이 그림일기로 그렸는데, 이를 여학생 어머니께서 보시고 학교에 항의해 왔습니다."

   남학생과 부모님은 참 당황하셨으리라 생각합니다. 1학년 학생이 아무런 의도도 없었고, 그냥 마음에서 우러나온 행동이라고 부모님들은 이야기합니다. 요즘은 아무리 어린 학생이라도 문제가 되는 경우가 많습니다. 어려서부터 동의와 성적 자기 결정권에 대해 알려 주는 것이 필요합니다.

   성적 자기 결정권이란 타인에 의해 강요받거나 지배받지 않으면서 오로지 자신의 의지와 판단으로 자율적인 성 행동을 결정하고 선택하며 또한 책임지는 권리를 말합니다. '자기 몸에 관한 결정을 스스로 하고 성과 관련된 사회적 상호인정과 존중의 규칙이 적용된다'라는 개념입니다.

즉 성적 자기 결정권은 헌법 제10조의 인간의 존엄과 가치, 행복을 추구할 권리, 제17조의 사생활의 비밀과 자유를 근거로 하며, 인간은 자기 결정권의 주체로서 성에 대해서도 결정권을 갖는다는 것으로서 이러한 성적 자기 결정권은 침해받거나 강요가 되면 성폭력이 될 수 있습니다. 성폭력이 심각한 시대에 성적 자기 결정권은 중요한 시대가 되었습니다.

우리나라는 현행법상 만 16세 미만인 아동·청소년과 성인이 성행위를 하면 피해자의 의사와 상관없이 성인이 처벌받게 되어 있습니다. 이를 '의제 강간 나이'라고 합니다. 만 16세 미만은 동의와 상관없이 무조건 보호해 주어야 하는 나이를 의미하는 것입니다. 설령 아무리 상대와 동의하고 성행위를 하였다고 하더라도 16세 미만은 보호해 주어야 합니다. 이를 모르면 법적인 처벌을 받게 됩니다. 반면 16세부터 19세까지는 청소년 본인의 동의가 있었다면 처벌하지 않습니다. 16세 이상은 '성적 자기 결정권'을 인정하는 셈이지요. 하지만 16세란 나이가 너무 어려서 높여야 한다는 비판 여론이 많습니다.

청소년의 성적 자기 결정권은 청소년이 단지 어리다는 이유만으로 성행위에 충동적, 비판 없이 성 행동을 할 것이라고 일반화하지 않고, 청소년의 개별적 특성과 욕구, 환경 등을 고려하여 성적 자기 결정권을 인정해야 한다는 것입니다. 하지만 책임 있는 태도가 전제되어야 함은 물론입니다. 책임 있는 태도가 전제되지 않는 성적 자기 결정권은 사려 깊지 않은 성적 행동을 일으킬 수 있으며, 타인의 권리를 침해할 수도 있고 성적 방종과 다르지 않습니다. 즉 준비되지 않은 임신과 낙태 등 생명 윤리의 문제를 가져올 수 있으므로 철저한 자기 성찰이 필요합니다.

제가 맡은 초등학교에서는 또래 성폭력에 대해 주로 학부모 교육을 진행합니다. 학교에서 또래 성폭력으로 인한 문제가 학교폭력위원회에 자주 사례로 고발되기 때문입니다. 저도 황당한 항의를 받은 적이 있습니다. 1학년 남학생이 짝꿍 여학생을 좋아해서 옆 짝꿍 여학생에게 뽀뽀하였는데 여학생이 그 내용을 그림일기로 표현하였습니다. 이를 알게 된 여학생 학부모가 또래 성폭력이라고 학생 측에 항의해 온 것입니다. 학교에서의 중재로 해결이 잘 된 사례이지만 예전에는 이런 사례들이 많았을 것입니다. 우리 딸만 하더라도 유치원 사진에는 남학생 두 명과 뽀뽀를 하는 사진이 아직도 남아 있습니다. 20년이 지난 현재는 많은 변화를 했습니다. 최근 N번방 등 성범죄가 시끄러워지자 성교육 그룹과외도 생기고 한다는 이야기를 들으니 사회 속에서도 많은 변화가 생김을 알 수 있습니다. 모르면 가해자, 알면 피해 갈 수 있는 것이 현실이기 때문입니다.

성교육 전문가들은 대다수 자녀에게 부모가 뽀뽀할 때도 "뽀뽀해도 될까?"라고 허락을 구하라고 합니다. 아이는 이를 통해 자신의 성에 관한 판단을 스스로 내리는 '자기 결정권'을 가지게 된다는 취지에서입니다.

보통 우유부단한 성격을 좋게 말하면 친구들이 하는 결정에 말없이 따르고 남도 잘 배려합니다. 예를 들면 친구가 '라면 먹을래?' 하면 웬만하면 '그래'라는 대답을 주로 합니다. 이는 결정하는 고민을 하지 않아도 되고 편해서 이게 습관이 되다 보니 익숙하게 되겠지요. 하지만 현대사회는 이렇게 남을 의지하는 삶을 원하지 않는 시대입니다. 즉, 스스로 결정하는 것이 필요한 시대입니다.

이제는 아이의 결정권을 존중하고 자기의 의사 표현을 분명히 하도록 하는 훈련이 필요합니다. 예를 들면 마트에 갈 때 아이를 데려가 직접 물건을 고르도록 하는 것도 좋습니다. 아이가 선택하는 데 어려움이 없도록 구체적으로 정해 주는 것이 좋습니다. 예를 들어 "싱싱한 오이 5개가 필요한데, 네가 3개 골라 줄래?"라고 말하는 것입니다. 또한, 집 안 청소 시간도 아이의 결정 능력을 키우는 기회로 활용할 수 있습니다. 예를 들면 "오늘은 우리 집 대청소를 하려고 하는데, 너는 신발 정리, 유리창 닦기, 책상 닦기 중 어떤 일을 하는 게 좋겠니?"라고 물어보고, 아이 스스로 자기가 할 일을 결정해 마무리할 때까지 여유 있게 기다려 주도록 합니다. 이렇듯 자기 결정에도 훈련이 필요합니다. 특히 성적인 문제와 같이 민감한 부분에는 더욱더 그러합니다.

싫다는 의사 표현을 했음에도 "원래 여자들은 다 그렇게 말해, 진짜 싫은 게 아닐 걸, 마음은 바라는 거 아냐?"라는 잘못된 인식이 있습니다. 때문에 "No means No"라는 말이 생겨났습니다. 상대의 "'No'는 'Yes'이다"라는 말도 안 되는 말에 대항하는 의미로 상대방이 '싫다'라고 하면 그대로 받아들이라는 약간의 분노가 담긴 문장이라고 할까요? 이제는 'Yes means yes'라는 말이 생겨났습니다. 이제는 'NO'는 'NO'라고 받아들여야 하며, 'Yes'라고 해야만 'Yes'입니다. 즉 'Yes' 라고 하지 않으면 모두 'No'인 것입니다.

 폭력 예방 교육에서 강조하는 것 중 하나는 **'동의'**를 구하지 않고서는 다른 사람의 신체와 자유를 침해할 수 없다는 것을 가르치는 일입니다. 초등학교에 입학하고 나서 처음으로 여자 친구를 사귀게 된 남자아이에게 '동의'의 개념을 가르치는 일은 매우 중요합니다. 여자 친구의 명백한 동의 없이 손을 잡거나 키스를 하는 행위는 다른 사람의 성적 자기 결정권을 침해할 뿐만 아니라, 더 나아가 성범죄로 이어질 수 있는 일이라는 사실을 아이에게 깨닫게 해야 함을 잊지 않았으면 합니다.

> **Check Point 성에 대한 자기 결정권과 동의의 중요성**
> ✓ 자신의 의지와 판단에 따라 자율적이고 책임감 있는 성적 행동을 결정하고 선택하며, 자기 결정에 대한 책임을 스스로 지도록 교육한다.
> ✓ 상대가 원하지 않는 성적 행위는 아무리 사소한 것일지라도 강요하지 않아야 한다.
> ✓ 동의를 구하는 행동은 생활 속에서 필요하다.

7
경계존중교육에 대한 감수성을 키우기

'경계존중교육'에 대한 중요성이 대두되고 있습니다. 저는 경상북도교육청 성교육 자료개발위원으로 활동하면서 초등학생의 경계존중교육에 대한 자료를 개발했습니다. 저는 초등학생의 자료를 개발하였는데 저학년(1, 2학년)의 내용은 선을 통한 경계의 의미와 지켜야 할 일, 중학년(3, 4학년)의 내용은 일상생활 속 경계침해행위와 해결방안, 고학년(5, 6학년) 내용은 디지털 공간 속 경계침해행위와 해결방안에 관한 내용으로 학생 동영상 자료와 교사용 지도 자료를 개발했습니다. 이 주제를 선정한 이유는, 기존의 성폭력이라는 무거운 주제를 다루기 전에 우리 생활 속에 경계존중교육에 대해 관심을 가지고 이해를 하다 보면 성폭력이 예방되고 줄어들지 않을까 해서입니다.

경계란 눈에 보이지는 않지만, 누구나 존중받아야 하는 물리적, 신체적, 언어적, 정서적, 시각적 개인 영역을 의미합니다. 우리는 도로에서 운전할 때 차선이 있음을 알 수 있습니다. 도로에서 운전자들이 안전하고 교통 혼선을 막기 위해서일 것입니다. 그래서 옆 차선으로 들어가고자 할 때는 자동차 깜빡이를 켜고 옆 차선 운전자에게 신호를 보낸 후 허락을 받고 옆 차선으로 들어갑니다. 갑자기 옆 차선으로 끼어들면 사고가 나고 놀라기 때문입니다.

사람 사이에서도 마찬가지입니다. 사람들은 저마다 자신만의 경계가 있습니다. 나의 경계 안으로 누군가 들어오려고 하면 누군가는 화를 낼 수도 있고 누군가는 불편함을 느끼기도 합니다. 그러한 불만을 줄이기 위해서 먼저 상대방의 동의(허락)를 받아야 합니다. 이처럼 사회 속에서 상대방의 경계를 인지하고, 존중하여야 좋은 관계를 맺을 수 있습니다. 아무리 친한 사이라도 적당한 거리를 유지하는 것이 필요합니다.

경계존중교육이란, 개인 간 경계를 인식하고 그것을 존중하고 배려하는 태도를 가르치는 교육을 의미합니다. 스스로 자신의 경계를 먼저 인식하고 타인의 경계를 함부로 넘지 않는 것이 중요합니다.

경계존중교육의 3가지 원칙을 살펴봅시다.

★ 자신의 경계를 존중받고, 상대방의 경계도 존중해야 합니다.
★ 상대방이 자신의 경계를 침범하려고 할 때는 '싫어', '안 돼'라고 말해도 괜찮습니다.

★ 거부의 말을 하지 못했다고 하더라도 나의 잘못은 아닙니다.
★ 자신이 상대방의 경계를 침해해야 할 때 반드시 동의(허락)를 받아야 하며, 상대방이 거부할 때 이를 존중해 주어야 합니다.

경계존중교육에 대한 책들도 많이 발간되고 있습니다. 그중 "좋아서 껴안았는데, 왜?"라는 그림책이 있습니다. 이 책은 유아 때부터 부모와 함께 읽을 수 있는 그림책이지만 아이들과 함께 읽어 보고 생각을 나누는 것도 좋은 생활 속 성교육이라 생각합니다. 아이들이 일상생활에서 경험할 수 있는 '경계'가 무엇인지 자세히 설명되어 있습니다. 즉 소유물, 신체, 감정, 공간 등 다양한 경계가 존재한다는 것과 상대방의 경계를 넘고자 할 때는 반드시 동의를 구해야 한다는 점을 알려 주고 있습니다.

또한 경계존중교육은 생명 존중 교육의 가치를 담고 있습니다. 소중한 우리 몸의 중요성을 배우고 나의 몸을 함부로 하면 안 된다는 것을 배우는 것입니다. 아동 성폭력 예방뿐만 아니라 아동의 올바른 사회성을 기르는 데에도 경계존중교육이 중요합니다.

어릴 때부터 상대방의 경계를 존중하는 의식이 잡히면 자신과 타인을 존중할 수 있는 아이로 성장할 수 있습니다. 또한 아이가 어릴 때부터 상대방을 존중하고 개인마다 경계를 알고 이를 존중해 준다면 성폭력뿐 아니라 학교 폭력 등 모든 폭력을 예방하는 기본 교육이 될 수도 있습니다.

부모님들은 자녀가 어릴 때부터 경계존중교육을 시작할 수 있습니다. 먼저 어른이 경계를 인지하고 존중하는 태도를 보여야 합니다. 또한 아이가 자신의 감정과 생각을 솔직하고 편하게 표현할 수 있는 환경을 만들어 주는 것도 중요합니다. 자녀가 사회성을 기르고 생명 존중의 가치를 배우는 '경계존중교육'이 가정과 학교에서 더욱 확대되면 좋겠습니다.

Check Point 경계존중교육의 중요성

- 자신의 경계를 존중받고 상대방의 경계도 존중해야 한다.
- 상대방이 자신의 경계를 침범하려고 할 때는 '싫어', '안 돼'라고 말하도록 교육한다.
- 거부의 말을 하지 못했다고 하더라도 나의 잘못이 아님을 교육한다.
- 자신이 상대방의 경계를 침해해야 할 때 반드시 동의(허락)를 받아야 하며, 상대방이 거부할 때 이를 존중해 주어야 한다.

Part 2

"싹이 트고 있어요"
유아기에 좋은 성 만들기
(2세~7세)

유아기의 성적 호기심과 성적 발달의 이해

"우리 아빠는 내 거야, 아빠 이거 뭐야?"

"사랑이는 부쩍 아빠에 대해 관심을 가지고, 아빠를 좋아해요. 사랑이는 너무 예쁜 6살입니다. 물론 아빠가 다정하게 잘해 주기도 하지만요. 그리고 아빠와 자기 생식기가 다름을 인지하고, 궁금해합니다. 아빠가 집으로 퇴근을 하고 샤워를 하고 나면 아빠 속옷을 챙겨서 기다리고, 아빠의 생식기에 자꾸 관심을 가집니다. 사랑이가 자꾸 욕실문 앞을 기웃거려서 아빠가 조심스러워 해요."

보통 부모들은 우리 자녀들이 아직 어려서 아무것도 모를 것으로 생각하지만 그렇지 않을 수도 있습니다. 보통 4~6세에 성에 대한 호기심이 싹트기 시작합니다. 6세 유아의 성적 호기심은 특별하지만 자연스러운 현상입니다. 인간은 평생 혼자가 아닌 둘 이상이 원만한 상호 관계를 맺으며 살아가야 하는 사회적 존재라고 우리는 배워 왔습니다. 즉 인간 행동의 발달은 사람의 인생의 중요한 발달과업이라고 할 수 있습니다.

프로이트(Freud)는 성적 에너지인 '리비도'에 대해 연령별로 설명하고 있습니다. 구강기, 항문기, 남근기, 잠복기(6세부터 사춘기 이전의 12~13세까지), 생식기(사춘기 이후)로 5단계의 발달 단계로 나누어 설명하고 있습니다.

구강기(태어나서 18개월까지)에는 유아의 리비도가 입에 집중되어 있어 아기들은 손에 잡히는 것은 무엇이든지 입으로 가져가 삼키고, 깨물고, 빠는 행동을 통해 만족을 느끼는 단계입니다. 항문기(생후 18개월부터 3년까지)에는 항문에 리비도가 집중되어 있어 배설의 방출을 통해 쾌감을 느끼는 단계입니다. 남근기(3세부터 6세까지)에는 리비도가 성기에 집중되어 있어 남의 것과 비교하고 싶어 하며, 남녀의 성기가 서로 다른 것에 호기심을 가지게 되는 시기입니다. 이때를 '오이디푸스 콤플렉스 시기'라고도 하는데, 이때 남아는 어머니에게 애정을 구하는 경쟁자로 아버지를 대하며 아버지에게는 언제 보복을 당할지 모르는 거세불안을 느끼지만 결국 어머니에 대한 근친상간의 욕구를 포기하고 아버지를 동일시합니다.

유아기의 아이들도 성적인 존재라고 합니다. 어린아이들도 성적인 존재로서 몸 세포 전체에 강한 성 에너지가 흐르고 있는데 그 에너지는 시기별로 몸의 여러 가지 기관으로 집중되어 표출된다고 합니다. 처음에는 입으로, 그다음은 항문으로, 그리고 3~5세가 되면 성기로 관심을 쏟으며 에너지를 표출한다는 것입니다. 그 에너지가 단계별로 무리 없이 잘 흐를 때 '건강한 성'이라고 합니다.

유네스코 국제 성교육 지침서에서는 5살부터 성교육을 시작하기를 권고하고 있습니다. 스웨덴은 세계 최초로 성교육을 의무화하여 연령별로 만 4세부터 성교육을 시작하여 초등 저학년에는 남녀의 차이, 임신, 태아, 출산에 대해 배우며, 중학교 때부터는 피임 교육을 진행하고 콘돔을 무료로 나누어 주며 20세까지 발달 단계에 맞게 교육을 합니다.

핀란드는 1970년에 성교육을 교과로 선택하여 6세부터 성교육을 시작하여 15세에 콘돔이 들어 있는 성교육 선물 꾸러미를 국가가 자동 배급하기도 합니다. 영국은 4세 이상의 모든 어린이에게 성과 관계 교육 SRE(Sex and Relationship Education)을 제공합니다. 네덜란드 역시 '종합 성교육'이라는 이름으로 4세부터 성교육을 시작합니다.

이처럼 선진국들은 어려서부터 매우 상세하고 실질적이며 현실적인 내용을 다루고 있습니다. 이는 성은 부끄럽거나 숨겨야 하는 것이 아닌, 교육과정 속에서 제대로 알려 줘야 하는 생활의 한 부분이라는 인식에서입니다.

5세의 유아는 성적 호기심이 극대화되어 놀이로 이를 해소하기도 합니다. 예로 병원 놀이를 통해 의사와 환자 역할을 하면서 자연스럽게 타인의 신체를 살피고 만지는 경우가 그 예입니다. 아이들이 충분히 즐길 수 있는 놀이 속에서 무심코 성범죄가 일어날 수 있습니다. 이 시기의 아이들에게 몸 안이나, 수영복으로 가려야 할 곳은 다른 사람에게 보여 주어서도, 만지게 해서도 안 되는 정말 소중한 곳이라는 것을 알려 주어야 합니다.

또한 본능적으로 나와 다른 생식기의 호기심을 표출하면서 큰 반응을 보이기보다는 자연스럽게 대하며, 사람이 많은 장소에서는 삼가도록 교육해야 합니다.

> **Check Point 유아기의 성적 특성**
> - 4~6세의 성에 대한 호기심이 싹트기 시작한다.
> - 발달 단계에 맞게 자기 생식기에 대한 탐색 과정을 가진다.
> - 5세의 유아는 성적 호기심이 극대화되어 놀이로 이를 해소하기도 한다.
> - 본능적으로 나와 다른 생식기의 호기심을 표출할 때 큰 반응을 보이기보다는 자연스럽게 대하며, 사람이 많은 장소에서는 하지 않도록 교육한다.

유아기의 성적 놀이, 자위행위 어떻게 지도해야 할까요?

"일곱 살 딸 때문에 고민입니다. 이유는 딸이 땀을 뻘뻘 흘려 가면서 자위행위를 하는 것을 목격했습니다. 어떻게 지도하면 좋을까요?"

발도르프 성교육(Mathias Wais 외 4명)에 따르면 유아기의 자기 생식기에 대한 탐색과 발달 과정으로 성적 호기심과 자위행위는 중요하다고 합니다. 유아기의 자위행위는 생식기관에서 발생하는 순수한 신체 자극의 영향으로 생식기의 쾌감을 만족시키는 것입니다.

유아기의 생식기 접촉에는 그 대상에 따라 세 가지가 있습니다.

첫째는 자기 자신이 하는 생식기 접촉으로 자위행위이고,
둘째는 또래끼리 이루어지는 생식기 접촉, 즉 성적 놀이를 통한 행위,
셋째는 청소년을 비롯해 어른들로부터 이루어지는 생식기 접촉으로 성

추행이나 성폭행입니다.

먼저 유아기 아이를 가진 부모들이 가장 많이 상담을 요청하는 것이 바로 '자위행위'입니다. 유아기 자위행위는 생활환경의 변화로 과거보다 증가 추세입니다. 유아의 자위는 성적인 욕구이기보다는 아이이지만 음경이나 음핵도 감각이 예민한 부분이기 때문에 우연한 기회에 자극을 받으면 이상한 느낌이 들 수 있습니다. 또한 심리적, 환경적 요인으로 인할 수도 있습니다. 심심하거나 정서적으로 공허할 때 욕구를 채우기 위해서이기도 합니다. 아이들은 우연한 기회에 생식기 감각이 남다르다는 것을 알고 신기해하고 관심을 가지고 놀게 됩니다.

일반적인 수준에서는 관심을 다른 곳으로 돌려 주는 것으로 충분합니다. 단지 잊지 않고 집착을 하면서 자주 계속해서 만지게 될 때 어른들 눈에 띄게 됩니다. 다만 생식기가 다칠 정도로 심하게 하지 않거나 남들이 보는 앞에서 하지 않는다면 문제가 되지 않고 정상적일 수 있습니다. 함께 놀아 주면서 관심을 다른 데로 돌려 준다면 쉽게 잊게 됩니다.

관심을 돌리는 구체적인 방법으로 어떤 것이 좋을까요?

첫째, 더 심해지지 않도록 합니다. 부모가 집착하고 야단을 치면 더 심해질 수 있고, 부모 몰래 할 수도 있습니다. 차라리 어떻게 해야 할지 모르겠다면 그냥 모른 척하는 것이 좋습니다.

둘째, 순간을 다른 놀이로 유도하는 방법입니다. 아이들은 단순해서 순간적인 자극이나 유도에 이끌립니다. 아이가 손이 생식기로 가려고 하는 조짐이 보일 때 어른이 다른 그곳으로 관심을 돌립니다. 좋아하는 먹을 것을 준다든지, 같이 즐겁게 놀아 준다든지, 상당한 효과가 있습니다.

셋째, 다른 흥밋거리를 만들어 주는 것입니다. 아이가 원하는 장난감으로 몰입할 수 있는 게임이나 드라마 등 장난감을 마련해 주는 것입니다.

넷째, 자주 안아 주며 애정 표현을 해 줍니다. 정서적인 안정이 되면 훨씬 줄어들 수 있습니다. 다른 스트레스는 없는지 살펴보는 것도 좋습니다. 스트레스가 많다면 하루 정도 바다나 산에 가서 마음껏 뛰어놀며 몸과 마음을 힐링하는 것도 좋은 방법입니다.

아이의 행위를 이상하게 생각하지 않는 게 더 중요합니다. 아이들은 교육자의 태도와 자세를 보고 느낌을 알기 때문에 이상하게 대하면 더욱 자위에 더욱 집착할 수도 있습니다. 아이들의 자위행위는 어른처럼 성에 대한 어떤 의식이 없습니다. 블록을 가지고 놀 듯이 자기 몸을 가지고 노는 것입니다. 어른들이 야단치고 걱정하는 것은 어른들의 성 의식으로 "나쁘고 흉측한 것"으로 개념이 생겨서 그런 것입니다.

부모: "○○야! 오빠랑 방에서 무슨 놀이 했어?"
자녀: "소꿉놀이했어."

부모: "어떻게 하는 건데?"
자녀: "병원 놀이 한다고 바지 내리고 오빠 엉덩이 주사 놨어."

　유아기의 성적 놀이는 병원 놀이, 소꿉놀이, 결혼 놀이 등 자연스럽고 건강한 놀이입니다. 아이들은 성적 놀이를 통해 인간관계 즉 자신과 타인에 대해 알아 가고 관계를 형성해 갑니다. 때로는 놀이를 하는 과정에 옷 벗기기, 성기 만지기 등 성폭력이 일어나기도 합니다. 유아들은 성폭력의 의미를 모른 채 자신도 모르게 노출된 미디어를 보고 쉽게 따라 하거나 모방해서 문제가 발생하기도 합니다.

　유아기의 성적 놀이는 어른처럼 어떠한 성 의식이 있어서 하는 행동이 아니기 때문에 이런 행위가 아이들끼리의 단순한 놀이였는지, 아니면 성폭력인지 확실히 알아보고 대처해야 합니다. 단순한 놀이였으면 유아의 자위행위나 성적인 놀이에 바로 혼을 내서는 안 됩니다. 생식기를 만지거나 성행위를 흉내 내는 놀이를 했더라도 야단치지 않아야 합니다. 당황스럽고 놀란 상황이라 평소와 다르게 격한 언행을 보일 수 있지만 한번쯤 생각하고 반응해야 합니다.

　그러기 위해서는 우선 아이의 생각과 느낌을 질문해 알아보아야 합니다. 혼내는 게 아니라 아이에게 "친구들과 뭐 하고 놀았어?", "어땠어?" 등 관심을 자연스럽게 물어보아야 합니다. 가장 먼저 아이들이 상처받지 않도록 해야 합니다. 서로 자연스럽게 논 것은 성적 놀이일 수 있으나, 한쪽의 강압이나 강요로 인해 일어난 것은 성폭력이 될 수 있으니까요.

아이들의 성적 놀이에도 예의가 있습니다. 유아의 성적 놀이에도 규칙과 예의가 있습니다. 남자아이나 여자아이나 소중하고 중요한 부위는 속옷을 입습니다. 성적 놀이를 하는 게 이상한 것은 아니지만 속옷을 입는 부위는 함부로 보거나 벗기면 안 된다고 자세히 알려 주어야 합니다. 성적 놀이가 즐겁다고 해서 상대방이 싫어하는데 강요하거나 억지로 하는 것은 안 됩니다. 상대방이 조금이라도 싫어하면 당연히 하면 안 됩니다. 이 부분은 선생님이나 부모님들이 알려 줘야 합니다.

이 외에도 아이들은 대소변을 볼 때 신기하게 여겨 서로 들여다보거나 보여 주기도 합니다. 소중한 부분을 함부로 보거나 보여 줘서는 안 된다고 교육해야 합니다. 만약 일방적인 강요나 강압으로 성적 놀이가 일어났다면 어떤 점을 잘못했는지 이해시켜야 하고 피해자에게 진심으로 사과하도록 해야 합니다. 아이가 실수했을 때 무엇을 잘못했는지, 잘못을 고칠 수 있도록 도와주는 것이 재발을 막는 방법입니다. "내 아이는 잘못이 없어"라고 무조건 감싸는 일은 없어야겠습니다.

부모나 교사들은 또래끼리의 성 놀이를 성폭행과 혼동하는 예도 있습니다. 또래끼리 놀이라도 강제적인 행동으로 상처를 주는 행동은 문제가 있을 수 있습니다. 성에 대한 문제는 모두가 예민해질 수 있으므로 주의사항을 잘 지키며 놀이를 해야 하며, 성인이 어린이 성폭행을 한 경우에는 단호하게 처리해야 할 것입니다.

유아가 자위행위나 성행위를 흉내 내는 놀이를 하더라도 야단치지 않아야 합니다. 어른같이 성 의식이 있어서 하는 것이 아닌 경우가 대부분입니다. 하지만, 이런 행위가 아이들끼리의 단순한 놀이였는지, 아니면 성폭력인지 확실히 알고 나서 대처해야 합니다.

Check Point 유아기의 성적 놀이, 자위행위 이해

- 유아기의 성에 대한 인식은 성장하면서 큰 영향을 미친다.
- 유아기의 자위행위는 생식기가 다칠 정도로 심하게 하지 않거나 남들이 보는 앞에서 하지 않는다면 문제가 되지 않는다.
- 유아기의 성적 놀이는 자연스럽게 일어나는 소꿉장난일 가능성이 크다.
- 유아기의 성적 놀이에 대해 아이의 생각과 느낌을 질문으로 알아보자.
- 성적 놀이가 즐겁다고 해서 상대방이 싫어하는데 강요하거나 억지로 하는 것은 안 된다고 교육해야 한다.
- 유아기의 성적 놀이와 성폭행을 구분 짓는 일은 매우 중요한 일이다.

유아기의 생식기 만지는 행동은 어떻게 해야 할까요?

"때와 장소를 가리지 않고 생식기에 손이 갑니다. 일상생활 중에도 '소중이가 아픈 것 같아요', '팬티가 불편해요'라는 다양한 이유로 생식기 주변에 손이 가요. 어떻게 지도해야 할까요?"

"우리 반 ○○는 수업 중에 자꾸 생식기에 손이 가요. 우리 반에 성교육 좀 부탁드려요."

 돌이 되기 전에 아이가 손가락을 빨듯이, 아이 대부분은 유아기가 되면 생식기를 만지작거리며 놉니다. 책상 모서리에 생식기 부분을 대고 비비면서 교사의 말에 집중하지 못하고 멍한 표정을 짓고 있거나 낮잠을 재우려고 할 때도 생식기를 만지면서 끙끙대는 아이도 있습니다. 얼굴이 상기되고 무엇에든지 생식기를 비비려고 합니다. 자녀를 키우는 부모라면 대부분 한 번쯤은 경험하였는지도 모르는 일입니다.

"왜 소중이를 만지니? 더러워, 손 씻어."
"소중이를 자꾸 만지면 벌레가 생겨. 아유 무서워."
"자꾸 소중이를 만지면 고추가 떨어진다."
"소중이를 만지면 무서운 병에 걸려."

이와 같은 반응 등으로 아이를 야단쳐서는 안 됩니다. 이러한 말로 아이들을 위협하면 효과도 없을 뿐만 아니라 아이들은 어른들이 상상하는 이상의 공포와 죄의식을 가지게 되고 스스로 나쁜 아이로 생각할 수 있습니다. 자존심을 다치고 열등감을 느끼며 이성을 피하게 될 수도 있고 자기 생식기가 더러운 것이라고 부정적으로 인식하게 할 수 있습니다. 그러다 보면 어른들의 눈을 피해 가면서 그러한 행동을 더 자주 하게 될지도 모릅니다.

전문가들은 생식기를 만지는 장난도 자기 신체의 여러 부분을 발견하여 각기 다른 신체 부위가 주는 다른 감각을 인식하는 과정이라고 합니다. 보통 서너 살이 되면 남자아이든 여자아이든 생식기를 만지면 일종의 쾌감이 생긴다는 것을 알게 되고 스스로 자극하기도 합니다. 이런 행동은 성장 과정의 한 부분이므로 특별히 놀랄 일이 아닙니다. 생식기를 만지는 것은 보통 눈을 비비는 것이나 피부를 만지는 것과 별로 다르지 않습니다. 부모나 교사들이 놀라서 당황해하면 그러한 행동에 트라우마가 생길 수 있으므로 자연스럽게 받아들여야 합니다.

좀 더 전문가다운 설명으로는 '여자는 나중에 커서 아이를 임신할 소중한 몸이야. 아이가 자라게 될 아기집은 그곳과 연결되어 있어. 그곳에 자꾸 자극을 주면 상처가 날 수도 있고 세균이 들어갈 수도 있으니 물건에 비비거나 손으로 만지는 것은 좋지 않아. 사람들은 옷으로 가려진 소중한 부분을 누구에게도 보여 주지 않고 소중하게 속옷으로 보호하고 있는데 그런 행동을 남에게 보이는 것은 부끄러운 일이잖아. 그러니까 생식기를 소중하게 보호하자' 등으로 이야기하는 것이 좋습니다.

  또한 먼저 원인을 알아보는 것이 좋습니다. 아이가 왜 자기 생식기를 만지게 되었는지를 그 이유는 다양할 수 있습니다. 엄마가 갑자기 젖을 떼려 할 때 젖꼭지 대신 생식기를 만진다든지, 음부가 청결하지 않아서 가려워 긁기 시작한 것이 습관이 되어서든지, 꼭 끼는 바지를 입어 생식기가 불편해서인지, 친구나 장난감이 없어 너무 심심할 때인지, 결벽증을 가진 부모가 변을 볼 때마다 생식기를 자주 씻어 주고 아이에게 자주 씻을 것을 강요하면 아이도 신경이 쓰여 손이 자꾸 그곳으로 더 가게 될지도 모릅니다.

  원인을 파악해 보았다면 그 원인을 해결해 주면 됩니다. 중요한 것은 아이에게 좋은 장난감을 주거나 재미있는 이야기를 해 주어 다른 곳으로 관심을 돌리는 것이 좋습니다. 이이가 그곳을 만지고 싶어 하는 것 같으면 밖에 나가 뛰어놀거나 운동을 하도록 유도합니다. 자녀 혼자 화장실에 너무 오래 들어가 있지 않은지 수시로 잘 살펴보고 아침에 자고 일어나면 바로 이불에서 나와 자리를 정리하도록 가르쳐 아이가 생식기에 지나친 관심을 가지지 않도록 합니다.

> **Check Point 유아기 생식기 만지는 행동 지도**
> ✓ 중요 부위에 손을 댄다고 해서 당황하여 놀랄 것이 아니라, 그 행동에 대한 원인을 찾아보자.
> ✓ 원인 행동에 혼을 내서도 안 되고 방치해서도 안 된다.
> ✓ 대부분 일정 시간이 지나면 그러한 행동이 사라진다.
> ✓ 그렇지 않은 경우는 병원에 가서 생식기를 다쳤거나 아픈 것은 아닌지 특별한 이유가 있지는 않은지 점검을 해 보는 것이 좋다.

4
아기는 어떻게 생겨요?
어떻게 대답해야 할까요?

"엄마! 나 어디로 나왔어? 아기는 어디로 나와?"

"너는 엄마 배에서 나왔지?"

학교 직원 중에 한 분이 물어 왔습니다. 자녀가 초등학교 1학년인데 "엄마! 나 어디로 나왔어?", "아기는 어디로 나와?"라고 질문을 했다고 합니다. 선생님은 당황하여 "엄마 배에서 나왔지"라고 얘기했다고 합니다. "선생님, 이럴 때 어떻게 대답해야 해요?"라고 하길래 "선생님 성교육을 받아야겠어요"라고 이야기했습니다.

아이가 자신이 어떻게 태어났는지 궁금하여 질문을 했을 때, 다리 밑에서 주워 왔다거나, 배에서 나왔다고 표현하는 분들은 성교육을 받아야 합니다. 예전의 부모들은 "새가 물어다 줬어", "다리 밑에서 주워 왔어"라고 표현하기도 했습니다. 제왕절개로 태어났을 때 "너는 엄마 배에서 나왔지"라고 표현했습니다.

아이가 어떤 부분에 관해 관심을 가질 때가 가장 효과적이고 살아 있는 성교육을 할 시기입니다. 이때가 적기입니다. 자녀들이 질문을 할 때 그에 대해 부모가 반갑게 대답해 주는 것이 가장 좋지요.

특히 이 시기 아이들은 자신의 출생에 관한 질문도 많이 합니다. "엄마 나 어디로 나왔어?", "아기는 어디로 나와?", "아기는 어떻게 생겨?" 등 이러한 질문에 많은 부모는 설명해야 하는 필요성은 느끼지만 어떻게 답을 해야 할지 몰라 당황하여 대충 얼버무립니다. 다리 밑에서 주워 왔다, 또는 배에서 나왔다는 전통적인 답이 여전히 통하기도 합니다. 여기서도 부모의 태도와 자세는 중요합니다. 이러한 질문 하나에도 엄마가 당황하면 아이는 '아! 이런 건 함부로 묻는 게 아닌가?' 하는 생각을 가질 수 있습니다. 부모가 장난스럽게 답하면 아이 자신의 진지함에 혼란이 올 수 있습니다. 이 경우는 부모를 보고 남는 것이라곤 은밀한 성, 장난스러운 성, 모호한 성이란 느낌뿐일 것입니다.

만약 아이가 "아기는 어떻게 생기는 거야?"라고 묻는다면 아이에게 성기 결합에 관해 설명해야 한다는 신호입니다. 3세부터 7세까지 자주 묻는 것 중의 하나가 출생에 관한 질문일 가능성이 큽니다. 이때 부모님은 "아기는 엄마의 '질'이라는 곳으로 나온단다. '질'은 엄마의 다리 사이에 있는 길인데 여기는 겉에선 잘 보이지 않지만 참으로 소중한 곳이거든, 아빠가 '음경'으로 엄마에게 아기씨를 주는데 그 아기씨를 처음 받아 내는 곳이 엄마의 '질'이라는 곳이야. 나중에 아이가 엄마 '자궁'이라는 곳에서 다 자라서 밖으로 나와야 하는데 그때 아기가 나오는 길도 바로 '질'이야. 남자의 '음경'도 중요하지만, 여자의 '질'도 참 중요한 거야. 우리가 모두 태어난 곳이니까"라고 대답해 주면 좋습니다.

아이와 함께 동화책, 그림책을 보거나, 미디어를 활용하는 방법, 또는 블록이나 그림을 그리며 설명해 보는 것도 좋습니다. 남자, 여자, 정자, 난자, 임신, 출산 등등 부모들이 길게 설명하기가 쉽지 않아요. 많이 알려 주려고 하지 말고 아이가 궁금해하는 부분까지만 성 발달에 맞게 알려 주시면 됩니다.

배빗 콜(Babette Cole)의 책《엄마가 알을 낳았대》라는 그림책은 아기가 어떻게 태어나는지를 쉽게 이해하고, 그것을 자연스러운 삶의 일부로 받아들일 수 있도록 도와줍니다. 그림책은 아이들만 보는 책이란 고정관념을 버리고 부모와 함께 읽어 보아도 좋습니다.

《엄마가 알을 낳았대》 그림책을 소개하자면,
"엄마 몸속에는 알이 있어요. 요기 뱃속에요."
"아빠는 몸 바깥쪽에 씨앗이 가득 든 주머니가 있고요."
"아빠한테는 씨앗을 뿌릴 튜브도 있어요. 그러니까 아빠의 씨앗이 이 튜브를 통해서 바깥으로 나오는 거예요."
"저 튜브는 엄마한테 있는 조그만 구멍으로 들어가요. 그러면 씨앗들이 꼬리를 흔들며 엄마 배 속으로 들어가지요."
"엄마랑 아빠는 이렇게 서로 힘을 합치는 거예요."
"엄마 배 속의 씨앗들은 달리기 시합을 해요."
"일등한 씨앗이 알을 차지해요. 그리고 나서 아주아주 조그만 아기가 되는 거예요."
"아기는 날이 갈수록 더 커지고 엄마는 날이 갈수록 더 뚱뚱해지고 더욱더 뚱뚱해져요."
"그리고 때가 되면, '응애' 하고 아기가 나오는 거예요."

이 그림책의 내용이 참 자연스럽지요. 성 지식을 알려 주지만, 하나도 부끄럽거나 어색하지 않습니다. 부모님도 공부해야 합니다. 부모가 아는 만큼 자녀에게 알려 줄 수 있습니다.

성교육 정보들은 조금만 관심을 가지면 책이나 온라인 사이트 등을 통해서 많은 정보를 찾아볼 수 있습니다. 유아들 또한 유아교육 기관의 성교육을 통해서도 배우고 어린이 매체 등을 통해서도 배웁니다. 부모님들은 아이들에게 과학적으로 접근하여야 합니다. 올바른 지식과 태도로 임해야 합니다. 이제는 "엄마, 아기는 어디서 나와?" 하고 물으면 "배꼽에서 나오지" 이런 전통적인 대답은 통하지 않습니다. 양육을 담당하는 할아버지, 할머니도 성교육을 받아야 합니다.

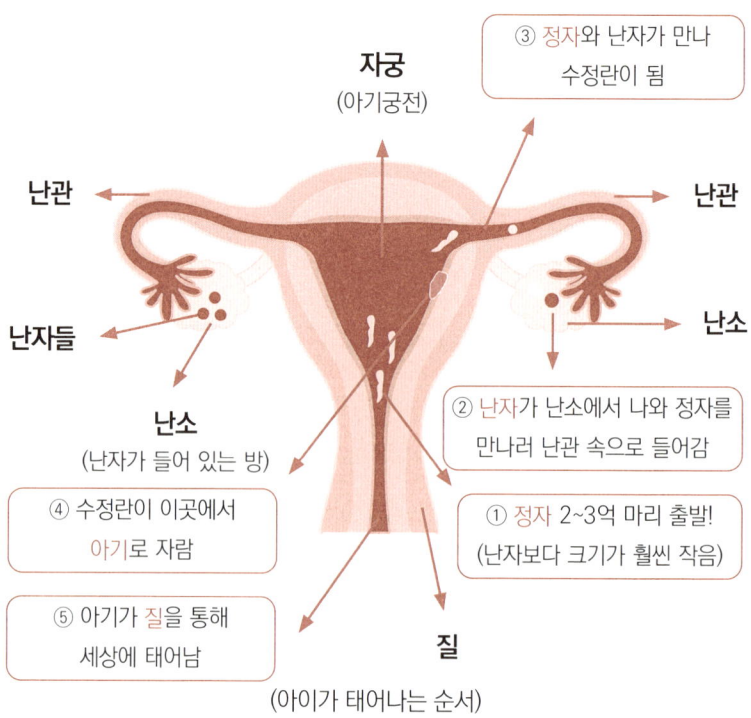

(아이가 태어나는 순서)

Check Point 아기는 어떻게 생겨요? 지도요령

- 아이가 어떤 부분에 관해 관심을 가질 때가 가장 효과적이고 살아 있는 성교육을 할 시기이다.
- "아기는 어떻게 생기는 거야?"라고 묻는다면 아이에게 성기 결합에 관해 설명해야 한다는 신호이다.
- 블록이나 동화책이나 그림책을 가지고 설명해 보는 것도 좋다.
- 그림책은 아기가 어떻게 태어나는지를 쉽게 이해하고, 그것을 자연스러운 삶의 일부로 받아들일 수 있도록 도와준다.

아이가 부모 성관계를 보았어요. 어떤 태도를 취해야 할까요?

"엄마! 어젯밤에 아빠랑 뭐 했어?"

"응, 엄마 아빠가 서로 사랑했어."

부부 관계를 자녀에게 들켰다는 상상만으로도 아찔하지 않을 수 없습니다. 평소 자녀와 성적 대화를 나눈 적이 없다면 훨씬 더 난감한 상황이겠지요. 부모 성관계 모습을 유아 시기 아이가 봤을 때는 무섭게 느껴질 수 있습니다. 성관계에 대한 개념이 거의 잡혀 있지 않은 유아 시기 아이에게 부부 성관계 장면과 소리는 폭력적으로 느껴질 수 있기 때문입니다.

보통 0~2세까지는 부모의 이러한 행동에 구체적인 의미를 부여하지는 않습니다. 잠깐 이상하다고 생각할 뿐, 지속적인 관심을 보이지는 않습니다. 5세 이후의 아이는 그 행동의 의미를 알고 싶고 뭔가 은밀한 부분이 있다고 여길 수도 있습니다. 그래서 부모의 성관계를 연상시키는

TV 장면이나 미디어, 책 등의 그림들에 집착할 수도 있고, 본대로 유치원이나 집 밖의 친구들에게 성 행동을 모방할 수도 있습니다.

아무튼, 자녀에게 이 상황을 어떻게 설명해야 할지, 아이가 충격을 받지는 않았는지 보통 부모들이 고민하는 부분입니다. 엄마, 아빠가 성관계하다가 들켰다고 해도 부모가 놀라서 당황하지 않으면 그냥 흘려 버릴 수 있습니다. 부모가 놀라는 것을 보고 아이가 더 놀랍니다. 자녀의 목격에 놀라 자신도 모르게 화를 내거나 야단을 친다면 자녀가 상처를 입고 성관계에 대해 부정적으로 생각할 수 있습니다. 당황한 나머지 화를 내고 설명할 기회를 놓쳤다면 기회가 될 때 설명해 주면 좋습니다.

자녀에게 설명할 기회가 주어진다면 상황을 먼저 설명해 주는 것이 좋습니다. 먼저 자녀의 기분을 물어보고 상황을 설명합니다. 그전에 자녀가 목격한 그 상황을 어떻게 받아들이고 있는지도 확인할 필요가 있습니다. 엄마, 아빠가 서로 싸우고 있다고 생각할 수도 있고 충격스러울 수도 있고, 또는 별생각 없이 지나칠 수도 있습니다. 그러나 먼저 자녀에게 상황을 목격했을 때 기분이 어땠는지, 어떤 생각이 들었는지 물어보는 것이 좋습니다.

또한 성관계에 대해 부정적으로 말하면 안 됩니다. 성관계 자체가 잘못된 행동으로 설명하지는 말아야겠지요. 당황스러움에 감추거나 숨기려 한다면 자녀는 본인, 부모님이 잘못한 일을 하는 것으로 느낄 수도 있습니다. 차분하게 '사랑'이라는 키워드를 활용하여서 설명하면 좋습니다.

"지금 뭐 했어?"라고 물으면 별일 아니란 듯이
"엄마와 아빠가 서로 사랑했어"라고 대답한다면 이것이 최상의 대답일지도 모릅니다. 또한 자녀의 발달 단계나 알고 있는 지식 정도에 따라 설명이 달라져야겠죠. 자녀에게 어젯밤에 엄마, 아빠가 한 게 뭔지 알아? 물어보는 것도 좋습니다. 자녀가 반응에 따라 설명이 달라지기도 합니다. 3~4세 아이일 경우는 아이가 이해할 만한 수준에서 아주 단순하고 쉽게 남녀의 성에 관해 이야기해 주고, 5세 이후 아이일 경우는 그림책에 나오는 수준 정도의 설명을 하면 됩니다. 하지만 부모가 얼렁뚱땅 넘기려 한다거나 숨기려고 하면 아이는 자꾸 숨어서 모방 행동을 하게 됩니다. 그러므로 부모의 성에 대해 알게 되는 것은 정상적인 발달 단계에 속하는 과정 일부분이라고 받아들이면서 되도록 아이의 관심을 다른 쪽으로 옮길 수 있도록 도와주며, 다른 놀이 방법과 건강한 생각을 할 수 있도록 하면 좋습니다.

성관계가 무엇인지? 부부간 성관계가 얼마나 자연스러운 것인지, 더 나아가 자녀와 생명이라는 소중한 존재에 대해 설명하면 됩니다. 또한 재발을 방지해야 합니다. 자녀와 함께 있는 공간에서는 주의하며, 성관계할 때 방문을 잠그는 것을 잊지 말아야 합니다. 서로의 사적인 공간을 존중하는 문화를 만들어야 합니다. 자녀에게 서로의 방에 들어갈 때는 반드시 노크하는 것을 가르쳐야 합니다. 물론 부모님도 자녀의 방에 들어갈 때는 반드시 노크하는 습관을 길러야 합니다. 이것은 서로에 대한 예의입니다.

항상 둘만 있는 공간에 자녀가 생기면 성관계를 하는 데 어려움이 있습니다. 그럴 때는 자녀에게 들키지 않는 둘만의 공간을 찾는 것이 좋습니다.

> **Check Point '아이가 부모 성관계를 보았어요' 할 때 지도요령**
>
> ᨆ 가정에서 부모들의 평상시 스킨십과 사랑의 표현을 자주 하는 경우
>   – 부모가 서로 사랑하고 사랑을 표현한다는 설명을 쉽게 이해할 수도 있다.
>   – 평상시 부부간의 사랑 표현으로 아이에게 사랑을 알려 주고, 좋은 관계를 보여 주는 것이 중요하다.
> ᨆ 성에 대해 밝은 느낌이 있는 아이는 부부 성관계 장면을 보더라도 대수롭지 않고 사랑하는 거라고 느낄 수 있다.
> ᨆ 성에 대해 어두운 느낌이 있는 아이는 부모의 성관계 장면이 새로운 폭력으로 느껴질 수 있다.

6
생식기 명칭, 정확하게 알려 주는 것이 맞나요?

 "남자, 여자의 소중한 곳이 있는데, 이름이 무엇일까요?"

"'고추', '짬지'요."

만 2, 3세 유아들이 가장 많이, 자주 하는 말이 뭘까요? 아마도 "엄마, 이게 뭐야?"일 것입니다. 그 시기에는 호기심이 왕성해지고, 궁금한 점이 폭발하는 때이기 때문이지요. 성교육에도 마찬가지입니다. 유아기 아이들의 성은 질문에서부터 시작합니다. 다른 사물과 똑같이 생식기 명칭에 대해 '이것이 무엇이냐?'라고 묻는 것입니다. 일반적으로 많은 부모가 '고추', '잠지', '찌찌' 등 유아적인 언어를 사용합니다. 하지만 정확한 용어는 아닙니다.

우리 부모님 세대는 대부분 우리 몸의 소중한 곳을 주로 '고추', '잠지'라 부릅니다. 성인들조차 정확한 이름을 모르는 경우가 많습니다. 정확한 명칭을 모르니 생식기에 관한 질문에 제대로 된 답을 못합니다. 우리 성인들은 성이라고 하면 신체적인 부분을 먼저 생각하며 부정적인 면을 떠올리기 쉽습니다. 또한 생식기의 명칭을 정확히 알고 있어도 어린 자녀에게 그대로 알려 주는 데 너무 이르다고 생각하기도 합니다.

어린 자녀와 생식기관 명칭에 대해서 이야기할 때만큼 쑥스러운 순간이 없습니다. 그래서 가정마다 나름대로 생식기관 별칭을 정해서 대신 부르기도 하지요. 그래서 탄생한 남자아이 생식기관의 대표적인 별칭이 바로 '고추'입니다. 그런데 어린 자녀들에게 어려서부터 정확한 생식기관 명칭에 대해서 알려 주고 교육하는 것이 자녀가 성장한 후에도 좋습니다.

만약, 생식기관의 문제로 병원을 찾은 아이가 의사에게 통증 부위를 제대로 설명하지 못하는 경우 자칫 오해가 발생할 수 있습니다. 그럴 뿐만 아니라 별칭에 익숙한 아이 중의 일부는 생식기관은 창피한 기관이라는 생각이 있어 의사가 진료에 애를 먹기도 합니다. 뉴질랜드와 오스트레일리아의 성교육자인 '루이스 부치어'는 아이가 성적 학대를 당했을 때 정확한 명칭을 모른다면 신고하기가 어려우므로, 그런 의미에서도 중요하며, '언어는 중요한 안전 도구이다'라고 말합니다. 어려서부터 올바른 성 인식을 심어 주기 위해서는 기본으로 정확한 명칭을 사용해야 합니다.

유아기에는 성별을 인식하고, 배변을 배우는 등 생식기에 대한 자연스러운 대화로 시작하여 성교육을 하면 좋습니다. 우리 문화와 정서를 생각해 볼 때 가장 무난한 것은 음경, 고환, 음순, 질, 자궁 등입니다. 아주 어린 경우는 유아적 언어를 사용하는 것이 무방하다고 해도, 늦어도 6, 7세 정도에는 올바른 명칭을 가르쳐 주는 것이 좋습니다. 몇 번 반복하다 보면 아이가 자연스럽게 명칭을 사용하는 것을 목격하게 될 것입니다.

전문가들은 조금 창피하더라도 자녀들에게 생식기관의 명칭을 올바르게 가르쳐야 한다고 부모들에게 충고합니다. 올바른 명칭에 대한 교육 시기는 자녀의 연령이 낮을수록 좋고 자녀가 말을 시작하기 전인 영아기부터 시작하는 것도 좋습니다. 자녀가 기저귀를 사용하는 연령대의 경우 일상생활처럼 기저귀를 갈아 줄 때마다 생식기관의 정확한 명칭을 일러 주는 방법으로 교육을 시작할 수 있습니다. 자녀가 조금 더 성장한 뒤에는 신체 기관을 설명하는 그림책을 사용해서 생식기관의 정확한 명칭을 그림과 함께 알려 주는 것도 좋은 방법입니다.

어린이집에 다니는 아이들부터 초등학생, 중학생들도 생식기의 이름을 정확히 알아야 합니다. 생식기 명칭도 우리 신체의 모든 기관과 마찬가지로 소중한 신체 기관입니다. 성에 대한 부정적인 인식을 긍정적으로 바꾸는 시작은 생식기의 정확한 명칭 사용이라고 해도 과언이 아닙니다. 그러므로 장난이나 가볍게 생각하는 인식을 바꿀 수 있습니다.

음순은 여성 생식기, 음경은 남성 생식기의 정확한 명칭입니다. 음경엔 귀두, 요도 입구가 있고, 그 아래 주머니 모양의 음낭이 있습니다. 음낭

안에는 고환과 부고환이 있습니다. 음순에는 대음순, 소음순, 질, 음핵, 요도 입구가 있습니다. 여성들의 생식기는 대음순으로 덮여 있으므로 자녀의 음순 속에 가려진 부분을 확인해 보는 것이 필요합니다. 음순의 색깔, 모양, 냄새 등을 살펴보는 것이 좋습니다. 저는 딸아이가 6세 때 생식기가 아프다고 하여, 음순을 펼쳐 확인해 본 경험이 있습니다. 여성의 생식기는 얼굴을 거울로 쳐다보듯이 자연스러운 것입니다.

어릴 때부터 생식기관의 정확한 명칭을 배운 자녀들은 커서도 정확한 명칭을 사용하게 되는데 좋은 점이 많습니다. 부모들이 가장 관심을 가져야 할 점은 정확한 명칭을 구사하는 아동들이 성추행 범죄에 노출될 위험이 낮다는 것입니다. 전문가들에 따르면 성범죄자들은 생식기관의 정확한 명칭을 알고 있는 아동들이 부모에게 이미 신체 부위에 대한 교육을 받았고 생식기관을 접촉하는 행위가 나쁘다는 것으로 잘 알고 있다고 합니다.

긍정적인 자아상 확립에도 도움이 됩니다. 별칭에 익숙한 아동들의 경우 생식기관에 대한 부정적인 이미지가 많지만 정확한 명칭을 사용하는 아동들은 건강하고 긍정적인 신체 자아상을 형성하게 됩니다. 사춘기에 접어든 뒤에는 누구나 겪게 되는 성적인 변화에 대해서도 올바른 지식을 갖게 되기 때문에 어릴 때부터 올바른 생식기관 명칭을 익히는 것이 중요합니다.

어린 자녀가 공공장소에서 생식기관의 명칭을 정확히 말하게 되면 순간적으로 당황스러운 장면이 연출될 수도 있습니다. 슈퍼마켓 계산대에서 어린 딸이 생식기관의 정확한 이름을 말하면서 간지럽다고 하면 부모는 당황하지 않을 수 없습니다. 이때는 공공장소에서는 생식기관의 명칭을 말하는 대신 '수영복으로 가려야 하는 곳' 등으로 순화해서 이야기하면 좋겠습니다.

만약 자기 음경을 만지고 있는 4살 된 아이에게 엄마가 말할 때
"너 이곳 이름 아니?"
"'음경'이야."
"여기는 '고환'이라는 곳이야."
"고환에서는 아기씨를 만드는데 이 씨는 음경을 통해 걸어 다녀. 아기씨가 다니는 길이 음경이기 때문에 너무 많이 만지거나 더러운 손으로 만지면 안 돼. 조금만 만져야 해. 알겠니?"

벌레가 들어와 갉아먹는다거나 썩는다고 하는 표현은 좋지 않습니다. 나중에 아이가 커서 성에 대해 너무 깔끔한 체를 하거나 반대로 아주 더럽게 생각할 수도 있기 때문입니다.

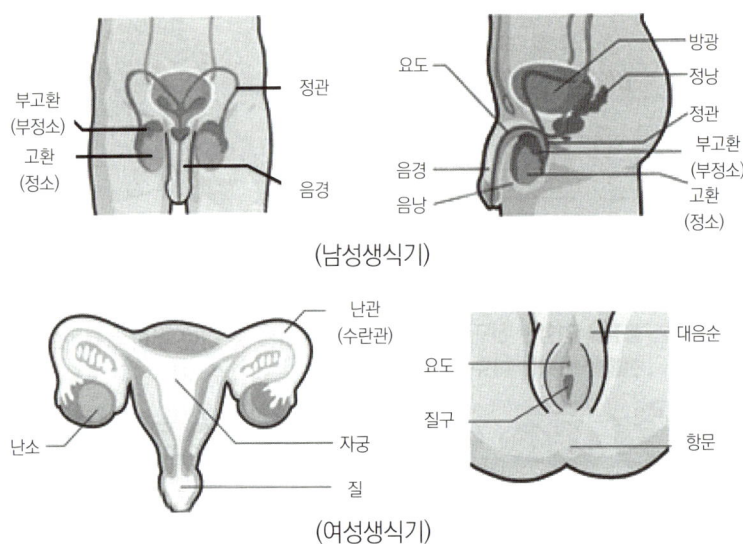

(남성생식기)

(여성생식기)

Check Point 생식기의 정확한 명칭 교육

- ✓ 자녀의 올바른 성 인식을 심어 주기 위해서는 정확한 명칭 사용이 필요하다.
- ✓ 자녀의 성에 대한 긍정적인 이미지 형성에도 생식기의 정확한 명칭이 필요하다.
- ✓ 성에 대해 장난스러움이나 가볍게 생각하는 인식을 바꿀 수 있다.
- ✓ 정확한 명칭을 구사하는 아동들이 성추행 범죄에 노출될 위험이 낮다.

7
성 고정관념 교육, 어떻게 지도해야 할까요?

"엄마, 왜 치마 안 입어?"

"엄마, 왜 화장 안 해?"

가르쳐 준 적도 없는데, 아이들은 이미 성 역할에 대해 인지하고 있습니다. 전문가들 사이에서도 의견이 분분하지만 아이들은 만 2세 무렵부터 보통 성에 대한 인식이 생기고 세상을 구체적으로 인지하기 시작하며 고정관념과 함께 자란다고 합니다. 만 3~5세쯤에는 본격적으로 성역할에 대한 고정관념을 습득한다고 합니다. 이러한 성 고정관념은 어른이 되어서도 고치기 힘든 편견과 차별로 이어지기 쉬우니 어려서부터 관심을 가지는 것이 좋습니다.

아이들은 자신을 둘러싼 세상에서 성에 대한 편견과 고정관념을 배우고 사회화 과정에서 새로운 미디어나 유행하는 콘텐츠를 접하면서 고정관념을 자연스럽게 받아들입니다. 학교에서 교사나 친구가 보여 주는 애니메이션이나 유튜브 콘텐츠를 통해 고정관념을 습득하고 자신에게 맞는다고 생각하는 행동을 하게 될지도 모릅니다. 예를 들면 남자는 파란색, 태권도, 왕자, 여자는 분홍색, 발레, 공주 등 특정 성에 맞는 취향과 역할이 있다고 여깁니다. 남자도 분홍색이 잘 어울리고 좋아할 수 있는데 말이지요.

가정과 학교는 성평등 경험을 배우고 나누는 중요한 장소입니다. 부모들의 양육, 교사들의 교육에 따라 성평등 지수가 달라지기도 합니다. 자녀들은 가정에서 부모의 생활 모습을 보고 자신의 앞날을 계획할지도 모릅니다. 그러하기에 부부가 서로 동등하고 평등하게 서로 독립적으로 협동하면서 사는 모습을 보여 주는 것이 좋습니다. 평등하고 민주적인 가정을 이룬 부모 밑에서 자란 자녀는 어른이 되어도 행복하고 수평적이며 민주적인 인간관계를 유지하면서 자라게 됩니다.

어머니는 아버지에 대해 종속적이거나 의존적인 태도를 보이지 않아야 합니다. 맞벌이 가정에도 육아와 가사 분담을 제대로 실천하는 것이 좋습니다. 모든 면에서 아들, 딸을 구분하지 말아야 합니다. 그리고 예전처럼 딸보다 아들의 성취에 더 많은 기대를 해서도 안 되고, 자녀들에게 전통적인 남성적 직업이나 여성적 직업을 권해서는 더욱 안 됩니다.

이제는 사회가 먼저 나서서 남녀를 바라보는 시각을 바꾸고 남녀가 조화를 이루며 편안하게 살아갈 수 있는 환경을 만들어야 합니다. 다른 사람의 특성을 이해하고 배려하는 마음과 더불어 다른 사람과 어울려 서로 도우며 공부하고 일할 수 있는 행동양식을 가져야 합니다.

예로부터 내려오는 속담이나 속설 속에서도 성 고정관념을 쉽게 찾아볼 수 있습니다. 암탉이 울면 집안이 망한다든지, 열 번 찍어 안 넘어가는 여자가 없다든지 하는 생각들은 남성의 의지에 따라서 여성을 쟁취해도 된다고 생각하는 잘못된 성 고정관념이 많았음을 알 수 있습니다. 그리고 잘못된 성 고정관념은 나쁜 가치관을 심어 줄 수도 있습니다.

하지만 생물학적으로 남녀 신체 능력에는 차이가 있습니다. 남자와 여자가 태어날 때부터 서로 다른 신체 구조를 가지고 태어나는 것을 '성차이'라고 합니다. 올림픽에서 남녀를 나누어 경기하는 것은 차별이 아니고 남녀의 신체적인 차이를 인정하는 것입니다. 조건 없는 남녀평등만 고집할 것이 아니고 서로의 특징과 장점을 살려야 사회가 더욱 빛이 날 수 있습니다.

한편 '성차별'은 남자 혹은 여자에 대한 고정적인 생각 때문에 한편에 불이익을 주는 것을 포함하여 생각이나 행동에서 공평치 못한 대우를 하는 것입니다. 즉 남자와 여자의 성 차이와 성 고정관념으로 인해 성차별이 일어날 수 있습니다. 예를 들면 "남성 선반공 모집", "미용사(여성 환영)" 등 근로자를 뽑을 때 성별이나 외모를 적시하는 표현들은 모두 성차별적 요소가 됩니다.

'남자다움', '여자다움' 벗어야 할 굴레입니다.

 그리고 양성평등, 성평등은 다릅니다. '양성평등'은 성 차이가 차별되지 않게 하는 것을 말하며, '성평등'은 두 성별(남성과 여성)에만 국한되지 않고, 성 소수자들에게도 뜻이 통한다는 점에서 '양성평등'의 의미와는 구별됩니다. 동시에 '성평등'이라는 개념은 양성평등의 상위에 위치합니다. 성평등은 여성만의 외침이 아닙니다. 남성 역시 어릴 때부터 사회로부터 '남자다움'을 강요당합니다. 이러한 문화도 성평등에 해당합니다.

 청소년기가 되면 교육을 통해 옳고 그름을 판단할 수 있는 시기이므로 자기 행동과 인식이 고정관념에 해당한다는 것을 인식하는 시기로 삼아야겠습니다. 자신의 고정관념을 깨닫고 변화를 시작한 순간 고정관념에서 벗어날 수 있는 출발점이 될 수 있습니다.

 미국의 교육자이자 사회운동가인 '토니 포터(Tony Porter)'는 자신의 저서 《남자다움에 갇힌 남자들》에서 남자를 둘러싼 고정관념의 틀을 '맨박스(MAN BOX)'로 규정하고 이를 깨부숴야 한다고 주장합니다. 남성도 성차별의 피해자인 만큼 성역할에 대한 억압에서 탈피해 자유로워져야 한다고 주장합니다.

사회는 이미 변화되고 있습니다. 최근 방송의 연예인들을 보면 남녀노소 모두 화장하고 나옵니다. 외모 꾸미기에는 남녀가 없습니다. 남녀를 구분하지 않고 사람 자체로만 보는 움직임을 볼 수 있습니다. 성 고정관념 문화의 파괴입니다. 특히 뷰티 시장에서는 여성과 남성, 즉 성의 경계를 허무는 키워드로 '젠더리스', '젠더뉴트럴' 등 새로운 개념들이 생겨나고 있습니다. 이런 신조어들은 사회 속에서 녹아내려 편안하게 받아들여지고 더욱 신선한 움직임으로 다가옵니다. 남자다움, 여자다움의 전통적인 성에 대한 관념에서 벗어나 성 중립을 의미하는 '젠더뉴트럴'은 요즘 트렌드인 듯합니다.

성차별을 극복하기 위해서는 올바른 지식이나 가치관을 심어 주기 위한 교육이 매우 필요합니다. 우리는 모두 평소에 성 고정관념을 점검하고, 그 안에서 만들어지는 성차별을 깨달으며 이를 비판적으로 인지함으로써 양성평등은 시작됩니다. 평소 우리 주변의 이와 같은 문제점을 점검하고 대안을 생각하는 능력을 길러야겠습니다.

> **Check Point** 성 고정관념교육 제대로 하기
> ✓ '성차별'이 아닌 '성차이'를 존중하도록 교육하자.
> ✓ 내 안에 내재한 전통적인 성 고정관념을 점검하고 자녀에게 교육하자.
> ✓ 남자다움, 여자다움이 아닌 자녀들 자신만의 취향, 자기다움에 집중할 수 있도록 교육하자.

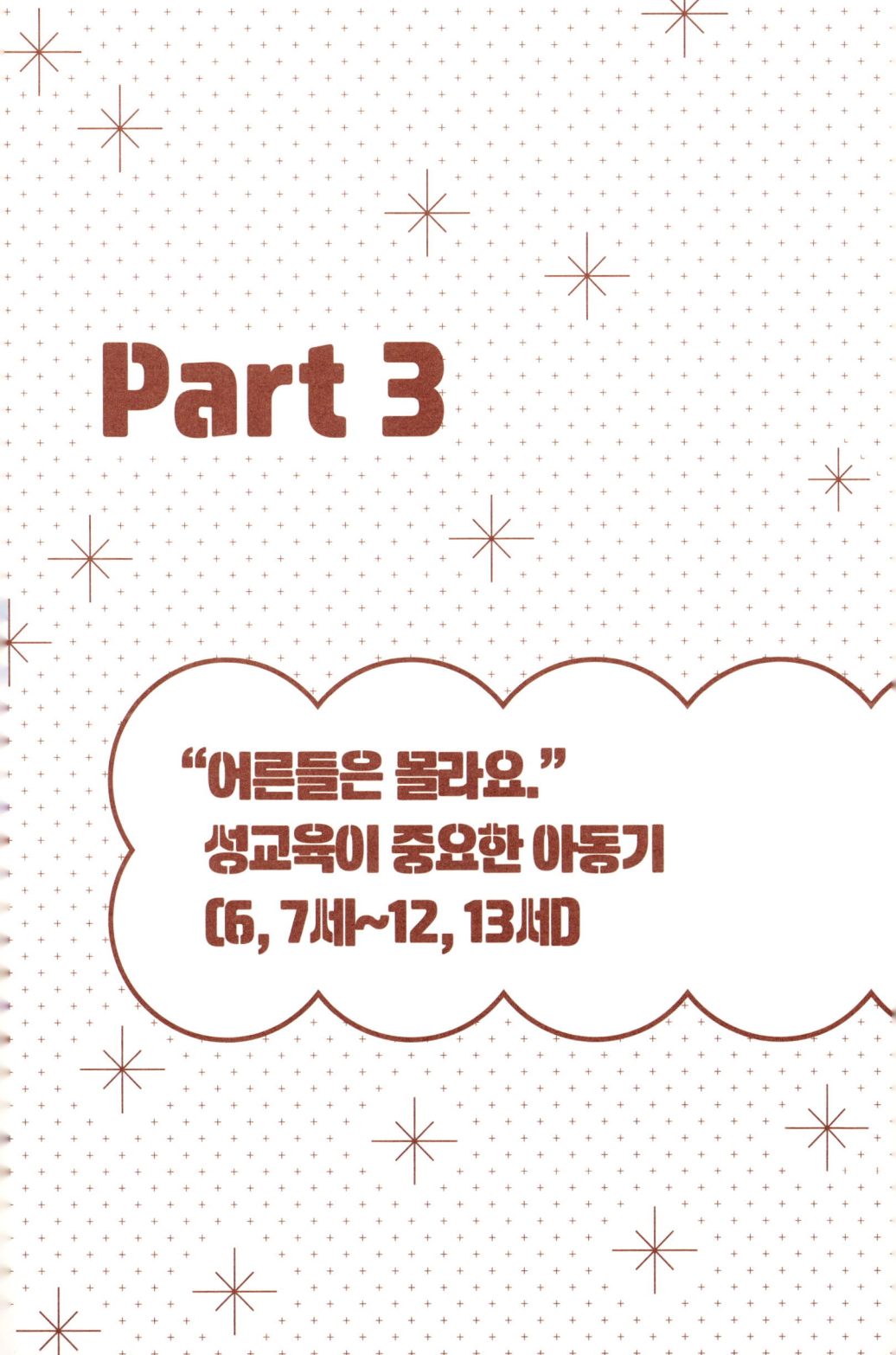

Part 3

"어른들은 몰라요."
성교육이 중요한 아동기
(6, 7세~12, 13세)

1
아동기 성 발달에 대한
이해도를 높여요

　아동기는 초등학교 시기로 6세부터 13세 이전의 시기로 초등학교 입학과 더불어 가정에서 부모로부터 일방적인 의존관계에서 벗어나 생활의 중심이 가정에서 학교로 옮겨집니다.
　초등학교에 들어가면 지금까지와는 완전히 다른 세계에서 사회생활을 경험하며 남녀의 성 차이에 대한 호기심이나 성적 놀이는 줄어드는 반면 임신의 과정이나 엄마가 임신하는 데 아빠의 역할이 무엇인지에 대한 구체적인 호기심이 늘어나는 시기입니다.

　프로이트(Freud)는 아동기를 비교적 조용하고 성에 관한 관심이 부족하다고 하여 잠복기(Latency)라고 하였습니다. 유아기나 사춘기와 비교해 성에 관한 관심이 비교적 적은 편입니다. 특히 아동기 초기에는 몸의 이곳저곳을 탐색하며 몸의 각 부분에 대한 감각을 알아 가는 과정으로 성적 기관의 발달은 완성되지 않아서 '성적 중성기'라고 하였습니다. 하지만 이때의 놀이를 보면 성적인 놀이나 자위행위가 발생하기도 하고 성에 대한 호기심이나 궁금증이 많습니다. 다만 아동들이 보았을 때 어른들이 그런 성적 표현을 좋아하지 않는다고 생각하여 성적인 사실을 숨기는 것일 뿐입니다.

아동기 초기가 지나면 성 차이에 따른 많은 특성이 나타나기 시작합니다. 신체를 노출하는 것을 부끄러워하고 남아와 여아 사이에 생각이나 놀이가 다르기도 하며 남녀의 특성이 좀 더 구체화하고 단체화되어 갑니다. 남녀의 성 차이는 성별의 구별로 이어져 남자는 남자끼리, 여자는 여자끼리 단체로 서로 다른 놀이와 게임을 즐깁니다.

아동기의 큰 특징 중 하나인 사회성 발달은 동성 친구를 사귀고 자신의 비밀을 털어놓으면서 친구 관계를 유지합니다. 자기 신체에 관심을 가지고 신체적인 특징에 민감하게 반응하는 시기입니다. 특히 남학생들은 성적인 관심이 늘어나면서 자위행위와 성적 환상의 빈도가 높아집니다. 중학교 남학생의 반 이상이 자위행위를 경험하는 것으로 보고되고 있습니다. 또한 집단으로 몰려다니면서 이성과의 접촉에 관심을 보이고, 성적인 호기심으로 인해 각종 미디어를 통해 성을 배우기도 하므로 이때 정확한 성교육이 이루어지지 않으면 성에 대해 잘못된 태도를 보이게 되므로 더욱 성교육이 중요한 시기입니다.

이 시기의 아이들은 사회적 습관, 부모나 교사의 성에 대한 태도를 자신과 동일시하여 본인의 성 역할로 받아들입니다. 따라서 이 시기에는 동성 부모의 역할이 매우 중요합니다. 대부분 성인은 자기 행동이 자녀에게 성 역할을 가르치고 있다는 사실을 알지 못할지도 모릅니다. 남아는 아버지의 생활 방식과 역할을 경험하면서 유사한 성 역할을 습득해 나가고, 여아는 어머니와 주변의 여성들의 생활에서 같은 방식의 성 역할을 습득해 나갑니다. 그러므로 이 시기에는 앞으로 다가올 청소년기를 대비하는 차원에서 성교육이 반드시 이루어져야 합니다.

아동기에 아이가 성에 대해 질문을 하면 친절히 경청하고 진지하게 이야기해야 합니다. 무시해서는 안 되고 아이의 나이에 맞는 표현으로 적절하게 하는 것이 좋습니다. 우리 몸에 신체에 대해 말할 때는 정확한 용어를 사용합니다. 일방적으로 주입하기보다는 성과 관련된 자신의 가치관을 표현할 수 있도록 도우며 성교육을 지속해서 하는 것이 좋습니다.

이 시기는 사춘기를 맞을 준비 단계로써 체계적인 성교육이 필요함을 잊지 말아야겠습니다.

Check Point 아동기 성 발달 이해

- 이 시기는 성에 대해 질문을 하면 경청하고 진지하게 이야기한다.
- 우리 몸에 신체에 대해 말할 때는 정확한 용어를 사용하며, 아이의 나이에 맞는 표현으로 적절하게 하는 것이 좋다.
- 성에 대해 일방적으로 주입하기보다는 성과 관련된 자기 생각을 표현할 수 있도록 도와준다.
- 자녀의 신체 변화와 이성 교제에 관심을 가지고 대화를 자주 하도록 한다.

2
빠른 사춘기, 성조숙증 지도는 어떻게 할까요?

 "우리 반 초등 3학년 ○○이는 또래보다 키가 매우 작아서 부모님 고민이 많아요. 그래서 성조숙증 치료를 받고 있답니다."

 우리 사회는 외모에 관심이 아주 많습니다. 남녀 모두 화장도 하고 자신을 가꾸는 일을 게을리하지 않습니다. 부모님 또한 자녀들의 외모, 스타일에 신경을 많이 씁니다. 내가 근무하는 이곳도 작은 시골이지만 명품 책가방과 명품 운동화를 신고 다니는 학생들을 흔히 볼 수 있습니다. 특히 키 성장에는 더욱 부모님들의 관심이 많습니다. 그러다 보니 아이들이 자랄 때 키가 작아서 '혹시 우리 아이가 성조숙증이 아닐까?' 남몰래 고민하는 부모님들이 늘어나고 있고, 나이는 어린데 사춘기의 몸의 변화가 일어나는 것을 당황해하는 일도 있습니다. 흔히 초경을 하거나 몸에 털이 나는 등의 제2차 성징이 나이에 비해 너무 빨리 나타나는 것을 '성조숙증'이라고 부릅니다.

실제로 초경의 나이가 점차 빨라지고 있습니다. 예전에는 초등 6학년이 되면 초경을 하는 경우가 대부분이었지만, 지금은 3, 4학년에도 초경을 하는 아이들이 늘어나고 있습니다. 그와 더불어 성조숙증도 증가하고 있겠죠? 건강보험심사평가원 통계(2016년~2020년)에 따르면 국내에서 성조숙증으로 진단받은 학생은 5년간 약 1.5배 정도 증가했다고 합니다. 더욱이 출산율 저하로 소아 청소년 인구는 날이 갈수록 줄어드는 반면, 성조숙증 학생은 더더욱 증가하고 있음을 알 수 있습니다.

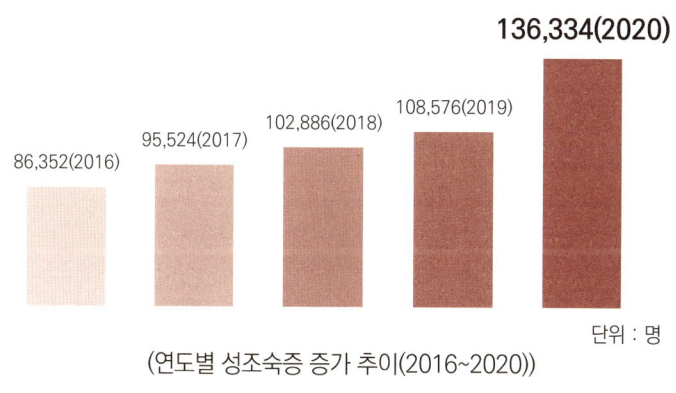

(연도별 성조숙증 증가 추이(2016~2020))

아무런 걱정 없이 신나고 즐겁게 뛰어놀아야 할 나이에, 사춘기 언니 오빠가 겪고 있는 신체 변화가 나타나 남몰래 고민하는 아이들이 많이 늘고 있음을 알 수 있습니다.

성조숙증은 개인차가 있지만, 사춘기 2차 성징을 기준으로 보통 여아는 10~11세, 남아는 11~12세에 시작되는데 성조숙증 아이들은 8~9세 이전에 시작됩니다. 증상으로는 젖 몽우리가 잡히거나 빠른 초경, 음모가 자라나거나 생식기가 발달하는 등의 빠른 신체적 변화인 2차 성징이 보이면 성조숙증을 의심할 수 있습니다.

성조숙증의 증가 원인은 서구화된 식습관 및 운동 부족으로 인한 소아 비만, 스트레스, 환경호르몬 노출, 스테로이드 사용 등으로 알려져 있고 그중에서도 서구화된 식습관과 소아 비만이 성조숙증의 가장 큰 원인이 됩니다. 사춘기의 시작이 빨라지는 원인은 아직 밝혀지지는 않았지만. 예전보다 영양 상태가 좋아지고 비만한 아이들이 많아지고 있어 사춘기가 빨리 나타나는 것과 관련이 있다고 합니다. 이는 사춘기 관련 물질이 비만일수록 많이 분비되어 사춘기를 앞당기는 것으로 보고되고 있습니다.

환경호르몬은 사람이나 동물에서 정상적으로 생성, 분비되는 물질이 아니라 산업 활동으로 인해 만들어진 화학물질을 말합니다. 이러한 물질은 사람이나 생물체에 흡수되면 정상적인 내분비계 기능을 방해하며 마치 호르몬같이 작용하여 정상적인 사춘기의 시작을 앞당길 수 있습니다.

유전적인 요인도 사춘기 발현에 70~80% 정도 영향을 미치는데 부모의 사춘기가 빨랐다면 자녀도 대부분 사춘기가 빨리 찾아올 수 있습니다. 스트레스를 많이 받을 때도 사춘기가 빨라질 수 있는데 사춘기 가정 내 불화와 스트레스가 많은 환경에서는 여자아이들의 사춘기가 빨라질 수 있습니다.

'성조숙증'이 나타나면 키의 성장이 멈추나요?

보통 '성조숙증'이 나타나면 키의 성장이 멈출까 봐 걱정하시는 부모들이 많습니다. 뇌에서 성호르몬 분비가 자극하여 성호르몬이 나오면 2차 성징이 나타나는데, 보통 사춘기가 시작되는 시기는 초등학교 4~5학년에서 중학교 1~2학년 사이입니다. 하지만 또래보다 사춘기가 빨리 시작되었다고 하여 모두 '성조숙증'은 아닙니다. 개인적인 차이가 있어서 전문가의 진단을 받아 보는 것이 좋으며 보통 성호르몬이 분비되면 키가 일시적으로 빨리 자랐다가 시간이 지나 성장판이 닫히면서 키가 멈춥니다. 성조숙증이 나타나면 처음에는 또래보다 키가 빨리 크는 것 같지만 성장판이 일찍 닫혀 성인이 되었을 때의 키가 남들보다 작을 수 있습니다. 다른 친구들보다 몸이 빨리 발달하는 것 때문에 창피함을 느끼거나 수영장과 목욕탕에서 옷 갈아입기를 꺼리는 것 같은 심리적인 문제가 생기기도 합니다.

비만 어린이들은 몽우리가 생기지 않아도 가슴살이 찌게 되면 가슴이 나온 것처럼 보일 수도 있어서 만 8세 미만인 여자 어린이가 가슴이 나왔다고 해서 무조건 성조숙증은 아닙니다. 전문의 상담과 진료를 받는 것이 좋습니다. 성조숙증 대부분은 질병과 관련이 있다거나, 불임이나 암을 유발하는 것은 아니기 때문에 걱정하지 않아도 될 것입니다.

여아는 가슴 몽우리를 살피고 남아는 고환의 크기를 재어 봅니다. 2차 성징이 나타났다면 시상하부-뇌하수체-생식기관이 활성화되었는지 관찰합니다. 또 다른 질병은 없는지?, 사춘기가 얼마나 빨리 진행되는지?, 2차 성징을 촉진하는 영양제나 약을 먹고 있지 않은지? 등으로 성조숙증인지 판단합니다. 호르몬 농도나 뼈 나이를 관찰하기도 합니다. 하지만 성조숙증이 나타났다고 모두 치료해야 하는 것은 아니고 치료를 받지 않아도 되면 정기적으로 사춘기 진행 속도를 관찰합니다. 전문의들은 "성조숙증 치료는 일찍 받을수록 좋으며, 적절한 치료를 꾸준히 받으면 사춘기 진행 속도도 늦추고 키도 많이 클 수 있다"라고 합니다. 부모들이 가장 궁금해하는 질문을 중심으로 알아보도록 하겠습니다.

성조숙증을 치료하지 않으면 어떻게 되나요?

성조숙증이 있으면 어린 나이에 성장 속도가 증가하여 또래보다 키가 많이 큰 편이지만 점차 나이가 들면서 성장 속도가 감소하여 다른 아이에 비해 키가 작게 됩니다. 성조숙증 여아의 키 성장 곡선을 분석해 보면 만 8세 이전부터 성장 속도가 증가하여 만 12세경에는 성장이 거의 멈추고 만 18세경에는 평균 키가 150cm 정도로 평균 160cm에 비해 매우 작습니다.

성조숙증 치료 약제는 어떤 종류인가요?

성조숙증에 쓰이는 '사춘기 지연제'는 일종의 호르몬 유사체로 뇌에서 분비되는 성선자극호르몬 방출호르몬과 같은 작용을 합니다. 성호르몬의 분비를 줄여 성호르몬의 영향을 받는 종양의 증식을 억제하는 데 쓰입니다. 이는 일부 암 치료에 사춘기 지연제가 쓰이기도 합니다.

💡 성조숙증 치료 후 불임이 올 수 있나요?

최근 주로 쓰이는 사춘기 지연제의 작용 시간은 평균 4주로 4주가 지나면 약 효능이 떨어지면서 사춘기 억제 작용이 점차 줄어듭니다. 따라서 성조숙증 치료 때 4주 간격으로 주사 치료를 하게 됩니다. 치료가 끝나면 다시 수개월에 걸쳐 사춘기가 회복되며 1~2년 사이에 통상 생리를 하게 됩니다. 만 15세가 지나도 초경을 하지 않는다면 다른 원인을 찾아보아야 합니다.

💡 키를 크게 하려면 사춘기를 늦추는 간편한 방법이 있나요?

사춘기 지연제는 유전적인 목표 키 이상으로 키워 주지 않습니다. 성조숙증의 진행으로 사춘기가 빨라져서 유전적 목표보다 훨씬 작은 성인 키가 예상될 때 예측 키만큼 자라도록 도와주는 치료입니다. 정상적인 아이의 사춘기를 늦춘다고 해서 성인이 되었을 때 키가 더 자라는 것은 아닙니다.

💡 우유나 달걀을 많이 먹으면 초경을 일찍 하나요?

우유나 달걀에 성장촉진제가 많이 들어 있어 많이 먹으면 아이들이 초경이 빠르다는 속설이 있습니다. 그러나 성장촉진제를 쓴다고 하더라도 사람의 몸에 들어갔을 때는 호르몬으로 작용하지 못하고 장에서 소화되므로 초경 시작과 관련이 없습니다.

💡 성조숙증일 때 주사 치료 외에 다른 치료가 필요한가요?

신체적인 변화를 치료하는 것도 중요하지만 아이에게 일어나는 심리적인 문제를 도와주는 것도 중요합니다. 성조숙증이 있더라도 같은 나이의 친구에 비해 조숙해 보이나 행동이나 사고가 같이 성숙해지는 것은 아닙니다. 아이들은 자신이 친구들과 다르다고 느끼기 때문에 처음에 심리적인 위축이 나타날 수 있습니다. 따라서 나이에 따른 부모의 적절한 관리가 필요합니다.

> **Check Point 빠른 사춘기, 성조숙증 지도**
> - 초경할 때가 아닌데 초경 전 증상이 있다면 성조숙증이 아닌지 알아볼 필요가 있다.
> - 성조숙증 증가 원인은 소아 비만, 스트레스, 환경호르몬 노출, 스테로이드 사용 등으로 알려져 있으며, 소아비만이 성조숙증의 가장 큰 원인이 되기도 한다.
> - 성조숙증은 전문가의 진단, 신체적인 치료, 심리적인 치료가 필요하다.

3
아이가 성표현물을 보는 것 같아요, 어떻게 지도해야 할까요?

"학교 수업 시간, 아침 1교시부터 아이가 잠에 빠져 있습니다. 가정에 부모님은 맞벌이로 인해 집에 늦게 오십니다. 무료함을 달래기 위해 집에서 성표현물을 보는 것 같아요."

"맞벌이 가정의 이모 씨(33)는 아이들이 코로나19로 집에 있는 시간이 많은데 온종일 옆에 두고 감시할 수도 없어 난감해합니다."

과거에는 학생들이 대체로 사춘기가 오는 중학교 시기에 성표현물을 접했으나 요즘에는 학교에 근무하는 경험상 초등학교 3~4학년부터 보는 경우가 많습니다.

아이들의 성표현물 접근을 우려하는 어른들이 많습니다. 성표현물이 범람하고 이를 접하는 연령대는 점점 낮아지는 가운데, 아동 청소년의 미디어 접속 시간은 늘고 있어서 걱정입니다. 여성가족부의 '2020 청소년 매체 이용 및 유해환경 실태조사'에 따르면, 초등학생의 성인용 영상물 이용률은 33.8%로 18년 19.6%에 비해서 14.2% 높게 나타났습니다. 특히 초등학교 4학년들의 이용률(43.4%)이 눈에 띄게 높아졌습니다. 그러므로 초등학생을 대상으로 한 성인용 영상물 이용에 대한 교육이 더 적극적으로 이루어져야겠습니다. 특히 초등 4학년들의 이용률이 높음을 볼 때 초등학교 저학년부터 성표현물 예방 교육을 하루 빨리 실시해야겠습니다.

코로나19라는 감염병으로 인해 온라인 학습이 늘어남에 따라 초등학생들이 유튜브 등 영상물을 많이 소비하게 되었습니다. 즉 코로나19 여파로 비대면 수업이 증가하면서 인터넷·모바일 메신저 이용 비율이 매우 증가했다는 것입니다. 반면 아동, 청소년이 이용하는 기기에 대한 유해사이트 차단 프로그램 설치율은 30%대 초반으로 낮은 수준입니다.

온라인상에서 성표현물이 범람하는 것은 어제오늘 일이 아닙니다. 유튜브에서는 간단한 키워드만으로도 성인인증 절차가 없는 노출 영상을 찾을 수 있습니다. 10대의 대다수가 유튜브를 이용한다고 볼 때, 해당 영상에 대한 접근 가능성도 아주 클 수 있습니다.

일부 포털사이트에서는 성인용 영상물의 이름이나 출연자를 검색하면 인증 절차도 없이 관련 사이트에 접근할 수 있습니다. 설령 성인 인증이 필요하다 해도 이는 일회성에 그칠 정도로 보안성이 낮습니다.

우리 아이는 아직 어리기 때문에 성표현물에 접근하지 않겠지? 생각할 수도 있습니다. 언젠가 성표현물을 볼 수 있다고 해도 "범죄 영상만 아니면 되지 않겠나"라고도 생각할 수 있겠지만 아이들 자신도 모르게 'N번방(성 착취 사건)'이나 딥페이크(인공지능(AI) 기술을 이용해 사람의 얼굴, 신체 등을 원하는 영상에 합성한 편집물) 등 범죄 영상물을 소비함으로써 잘못된 가치관이 심어질 수 있으므로 위험합니다.

성표현물에 노출되는 연령대가 낮아지고 있는 가운데 정보의 선·악 판단할 수 있는 능력을 기르도록 해야 합니다. 온라인 영상에 포함된 선정적인 광고나 의상이 야한 게임 캐릭터를 보고 성적 호기심을 키우는 경우가 많은데, 이를 방치하기보다는 적극적으로 대화를 해야 합니다.

우리가 알고 있던 '음란물'이라는 용어가 '성표현물', '성 착취물'이라는 용어로 사용되고 있습니다. **성표현물**은 성을 주제로 하여 성적인 행위를 표현하는 미디어를 말합니다. 즉, 사진, 글, 동영상, 노래 등 모든 것이 포함됩니다.

'성 착취물'은 주로 미성년자를 대상으로 하여 납치, 채팅 앱 등을 통한 강요나 협박으로 성적인 착취를 가해 제작한 것으로 '아동·청소년 성 착취물'이라는 표현으로도 쓰입니다.

이러한 성표현물은 특정한 목적을 가지고 제작된 것으로 현실과는 다른 상업적인 것으로써 따라 하는 것은 폭력적이거나 존중이 없는 관계임을 알려 주어야 합니다. 아무리 본인에게 흥미로운 것일지라도 타인에게는 불쾌감을 줄 수 있으므로 다른 사람에게 이야기하거나 보여 주는 것은 성범죄에 해당할 수도 있다는 것을 알아야 합니다. 예를 들면 선정적인 광고라면 돈을 벌기 위해 만들어진 것이고, 불법 촬영물이라면 아이에게 피해자가 받는 고통에 관해 설명해야 합니다. 그리고 아이 스스로가 좋은 정보와 나쁜 정보를 판단할 수 있도록 도와야 합니다.

아이가 성표현물을 본다고 하여 분노하거나 추궁하면 아이가 보이지 않는 곳에서 볼 수 있습니다. 그리고 불법 촬영물은 공유하거나 품평하는 것만으로도 2차 가해이며 성폭력이 될 수 있으므로 더욱더 주의가 필요합니다.

성표현물 시청에 대한 대처요령을 알아봅시다.

첫째, 노골적인 질문에 당황하지 않도록 합니다. 아이의 호기심과 궁금증은 부모와의 대화로 풀어내는 것으로 일정 부분 해결됩니다.

둘째, 부정하는 아이에게 알고 있다는 신호를 보내세요.
특히 남학생의 경우 성표현물 보기를 즐기면서 부모에게 감출 수도 있습니다. 화를 내거나 심문하는 것보다는 아이가 성적인 호기심이 있다는 것을 인정해 주고 대화하는 것이 좋습니다. 그러나 반복적인 성표현물 탐닉은 충동 조절에 어려움이 있을 수 있으므로 교육이 필요합니다.

셋째, 성 호기심을 긍정적으로 풀어 주세요.

건전한 성 정보 등에 관심을 가지고 각종 성교육 프로그램에 참여할 기회를 제공하는 것이 좋습니다.

넷째, 이상 현상이 보인다면 전문기관 상담이 필요합니다.

특히 나이가 어리거나 내성적이고 소극적인 아이의 경우 음란물 노출로 인한 부정적인 영향이 클 수 있습니다. 주의 집중을 제대로 못 하거나 자위행위 등에 집착하는 모습을 보이면 아동 놀이치료 전문기관이나 성상담 전문기관의 상담을 받는 것이 필요합니다.

> **Check Point 자녀 성표현물 예방교육 및 대처 방법**
> - TV, 영화 등을 같이 볼 때 성과 관련된 장면이 나오면 자녀가 이에 대해 어떻게 생각하는지, 부모님의 가치관이 어떤지 서로 대화한다.
> - 성교육 프로그램에 참여할 기회를 제공하는 것이 좋다.
> - 자녀와 편하게 대화할 수 있는 관계를 만들며 서로 느낌이나 생각을 솔직히 이야기할 수 있는 분위기를 만들어 대화를 통해 문제를 해결하는 것이 좋다.
> - 성표현물이 심각한 것은 몰래 촬영한 불법 촬영물이거나 성 착취 영상물이 많아서 주의가 필요하다.
> - 성표현물을 자주 접하게 되면 성적 대상화나 폭력적인 성에 점점 무뎌지게 된다.

4
사춘기의 변화, 어떻게 지도해야 할까요?

"5학년 남학생 영수(가명)가 수업 중에 발기가 되었다는 소문입니다. 며칠이 지나면 소문이 수그러들까 해서 기다려 보았지만, 소문은 일파만파로 퍼져 나갔습니다. 소문이 더 가해져 영수(가명)가 생식기에 종이컵을 씌워서 발기를 감춘다는 소문이 있었습니다."

사춘기는 성호르몬의 영향으로 신체적, 정서적 변화가 일어나는 시기입니다. 하지만 위 사례처럼 마음의 준비도 하기 전에 몸은 이미 변화를 맞이하고 있을 수 있습니다. 요즘 아이들은 신체적인 발육도 빠르고, 사회적인 미디어의 영향으로 성에 대해 빨리 노출됩니다.

학생들은 이러한 변화와 함께 친구들과의 관계 속에서 몸이 주는 느낌, 사정, 월경, 가슴의 변화 등의 경험으로 나에게도 사춘기가 왔다고 생각합니다. 갑자기 맞이하는 사춘기가 아니라 미리 대비하도록 도와주어야 합니다.

특히 사춘기의 남녀의 생리현상(몽정, 발기, 월경, 유방)은 부끄러운 것이 아니며 자연스러운 현상으로 긍정적으로 받아들이고, 잘 대처하여 어른으로 가는 길을 잘 마련해 주어야 합니다. 어쩌면 대단히 중요한 시기입니다. 아이와 어른의 길목에서의 변화가 어른이 되는 기초가 될 수도 있으므로 이때 잘못 심어진 가치관이 어른이 되었을 때 나쁜 영향을 미칠 수도 있습니다.

아빠가 되기 위한 준비인 몽정, 유정 시에는 생식기를 깨끗이 씻기, 정액이 묻은 속옷을 스스로 빨기, 몽정 사실을 부모님께 알리기 등을 교육합니다. 엄마가 되기 위한 준비로는 월경 때에는 목욕을 피하고 가벼운 샤워하기, 생리대, 속옷 자주 갈아입기, 심한 운동 피하기, 짙은 색 옷 피하기 등을 교육해야 합니다, 사춘기의 변화에 대한 지식도 필요하지만, **사춘기의 변화는 스스로 자기 삶의 주인공이 되는 하나의 과정임을 가르쳐야 합니다.**

또한, 사춘기는 개인마다 느끼는 시기가 다를 수 있습니다. 사춘기의 변화는 성별의 차이보다 개인차가 크므로 자기 몸의 변화를 남과 비교하여 우쭐하지도 말고 위축될 필요도 없이 서로가 가지는 다양한 차이를 존중할 줄 알아야 합니다.

남자의 2차 성징에 대해서는 아빠가, 여자의 2차 성징에 대해서는 엄마가 설명해 주면 더욱더 효과적입니다. 비슷한 시기의 경험을 토대로 대화를 통해 어색함을 줄일 수 있고 공감대 형성에 있어서 좋습니다. 하지만 사춘기의 변화에 대한 설명은 같은 동성끼리면 좋겠지만 마음에 준비된 자가 하면 됩니다. 함께 생각해 보자는 태도로 접근하면 되니까요. 무엇보다 중요한 것은 상대방을 이해하고 배려하는 자세가 중요합니다. 자연스럽게 성을 대하는 분위기를 만들어 가면서 시작하면 되지요.

　일찍 사춘기를 맞이한 친구들의 신체적 특징이나, 특정 행동을 비난하지 않도록 가르쳐야 하고 위 사례처럼 사춘기에는 생식기능이 미성숙하여 여러 가지 부조화가 일어날 수 있음을 교육할 필요가 있습니다.

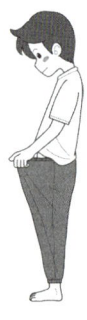

'1차 성징'은 남·여로 구분되는 생식기의 차이를 말해
'2차 성징'이 나타난다면 난 이제 어른이 될 준비를 하는 거야

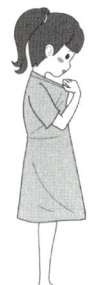

사춘기에 접어들면 성호르몬의 분비가 증가하면서 남성답고 여성스러운 신체적 특징이 나타난다.
여자는 초경을, 남자는 사정을 처음으로 경험한다.

(사춘기의 변화)

Check Point 사춘기의 변화 지도

- 사춘기의 생리현상을 놀림감으로 삼아서는 안 됨을 교육한다.
- 사춘기는 어른이 되기 위한 과정으로 몸의 변화뿐만 아니라, 생각과 감정, 인간관계, 책임감이 생기는 시기임을 이야기한다.
- 다양한 경험을 통해 몸과 마음이 성장하면서 스스로 책임을 질 수 있는 준비를 잘하도록 관심을 가져야 한다.

5
포경수술은 언제 하면 좋을까요?

"가성포경이라 수술 안 해도 된다는데 맞나요?"

"병원에서 우리 아이는 포경수술을 권장하던데, 왜 그런가요?"

초등 고학년이 되면 학생도 학부모도 포경에 관심이 커집니다. 보통 6학년 졸업을 앞두고 포경수술을 많이 하기도 합니다. 포경수술은 적당한 길이의 음경 피부와 귀두 주변에 둘러싸인 피부조직을 잘라 내서 귀두를 노출하는 수술입니다. 흔히 포경수술을 하는 이유는 남성생식기에 자주 발생하는 질병을 예방하고 위생적인 관리를 하기 위해서입니다. 귀두를 둘러싼 피부에 이물질이 쌓이면 그곳에 염증이 생길 수 있기 때문입니다. 어른들은 포경수술을 하는 것은 여자를 위한 수술이라고 하기도 하는데, 틀린 말은 아닙니다. 이는 여러 가지 암 즉 에이즈, 여성의 자궁경부암, 음경암 등을 줄이는 효과가 있기 때문입니다.

저는 20년 전에 아들이 산부인과에서 태어나자마자 포경수술을 해 주었습니다. 그 시기에는 갓 태어난 신생아는 통증을 못 느끼고, 포경을 무조건 하는 것이 좋다는 인식이 있을 때였습니다. 포경수술도 사회문화적인 영향을 많이 받습니다. 시간이 많이 지난 지금 생각해 보니 아들에게 미안하기도 하고, 얼마나 아팠을까? 하는 마음에 가슴이 짠하기도 합니다.

사회의 변화에 따라 이제는 해도 그만, 안 해도 그만인 것으로 포경수술의 문화가 변화되고 있습니다. 포경수술은 반드시 해야 하는 수술은 아닙니다. 발기할 때 귀두가 자연스럽게 노출되고 청결을 유지하는 데 불편이 없으면 굳이 포경수술을 하지 않아도 됩니다. 포경수술에 있어 정답은 없습니다. 필수가 아니고 선택의 문제입니다. 또한 포경수술은 성기 크기나 성감대와는 상관이 없으나 혹시 발기 시 귀두가 자연스럽게 노출되지 않고 포피염이 반복되거나 부위에서 악취가 나면 포경수술을 하는 것이 좋습니다.

'**가성포경**'은 유아기에 귀두가 포피로 덮여 있다가 사춘기 이후가 되어 음경이 성장하면서 포피가 자연스럽게 벗겨지게 되어 귀두가 노출되는 것을 말합니다.

'**진성포경**'은 귀두와 포피가 붙어 있어서 포피가 전혀 뒤집히지 않는 것을 말합니다. 진성포경의 경우는 포피의 감염이나 부위에 통증이 있을 수 있습니다.

포경수술의 필요성에 대해서는 아직도 의견이 분분한 상태입니다. 대체로 가성포경은 수술하지 않아도 되고, 진성포경일 경우에는 위생을 위해 포경수술을 권장하는 편입니다. 나라마다 사회문화에 따라 차이가 있습니다.

포경수술은 건강상 위생과 청결, 그리고 귀두포피염과 감돈포경 예방을 위해서 하는 것이 많은 도움이 됩니다. 마취 후 수술이 진행되므로 마취 시 따끔한 정도의 통증이 있으며 수술 진행되는 동안 통증은 없습니다.

이후 마취가 풀리면서 통증은 있지만, 시간이 지나면서 붓기 및 출혈 등이 자연스럽게 사라지게 됩니다. 포경수술 후 일주일 정도 지나면 일상생활을 하는 데 특별한 문제는 없습니다.

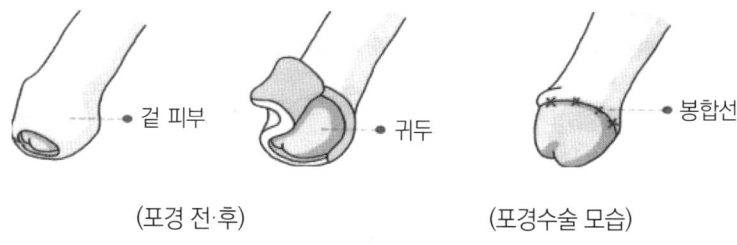

(포경 전·후)　　　　　　(포경수술 모습)

Check Point 포경수술 시기

- 포경수술은 반드시 해야 하는 수술은 아니다.
- 발기할 때 귀두가 자연스럽게 노출되고 청결을 유지하는 데 불편이 없으면 굳이 포경수술을 하지 않아도 된다.
- 포경수술을 하지 않는 경우, 샤워할 때 손으로 위쪽을 향해 부드럽게 밀면 자연스럽게 밀려 올라갈 수 있으니 깨끗이 씻으면 된다.
- 진성포경일 경우에는 위생을 위해 포경수술을 권장한다. 진성포경은 귀두와 포피가 붙어 있어서 포피가 전혀 뒤집히지 않는 것을 말한다.

6
초경 준비는 언제부터 하는 것이 좋을까요?

 "생리대는 어떻게 착용하는지 알고 있나요?"

"청바지 위에 붙이는 거 아니에요?"

초등 고학년에 접어들면 몸에도 많은 변화가 있지요. 여학생은 여성호르몬이 분비되면서 가슴이 나오고, 엉덩이가 커지고 음모도 나기 시작합니다. 몸속에서 난소가 난자를 만들어 자궁으로 보냅니다. 이때 자궁은 임신을 위해 자궁벽(보호막)을 두껍게 만듭니다. 하지만 임신이 되지 않으면 보호막이 피와 함께 몸 밖으로 배출되지요. 이때 처음 배출되는 것을 '초경'이라고 합니다. 초경 시작 시기는 신체의 발육, 영양상태, 정신적 영향, 환경, 지리적 관계, 인종 등에 따라서 다르지만 보통 12~14세로 초등학교 5학년에서 중학교 1학년 사이쯤 초경을 하게 됩니다.

학교에서 초경에 대해 교육을 받지만 여럿이 함께 듣는 것보다 부모에게서 안정된 분위기로 듣게 되는 것이 좋습니다. 마냥 어린애 같지만, 초3, 열 살 정도가 되면 초경에 대해 미리 준비해야 합니다.

    초경은 보통 가슴 몽우리가 생기고 1년 후에 초경을 한다고 하는데, 팬티에 냉이 묻어 나올 때 곧 생리하게 된다는 신호이므로 이때가 교육의 적기입니다. 부모님들은 아이에게 월경이 왜 일어나는지, 의미가 무엇인지, 어떻게 대처해야 하는지 알려 주는 것이 좋아요. 생리대를 준비하는 과정부터 생리대의 교체와 과정, 속옷의 관리와 그날의 변화에 대해 자세히 알려 주면 더욱 좋고요.

    부모님의 정성스러운 교육을 통해 초경으로 인한 몸의 변화를 두려움이 아니라, 반가움으로 받아들이게 됩니다. 초경을 한다는 것은 건강하게 잘 성장하고 있다는 증거로 몸과 마음이 어른으로서의 준비를 어느 정도 마치고, 첫발을 내딛는 시기로 이제 임신할 수 있는 몸이 되었으니 몸을 소중하게 생각하도록 교육합니다.

    초경이 시작된 날에는 축하해 주는 가정이 많이 있습니다. 아이에서 어른으로 성장을 축하해 주면 좋겠지요. 가족 중 오빠나 남동생이 있는 경우에도 자연스럽게 초경에 대해 알게 하고, 함께 축하해 줍니다. 우리 아이의 초경 시기가 또래보다 빠른 경우에는 아이가 초경으로 인해 위축되지 않도록 주의를 좀 더 기울이도록 합니다. 생리를 하는 것은 부끄럽고 숨길 일이 아니라 당당히 축하받을 일이라는 것을 느껴 생리에 대해 긍정적인 마음이 생길 수 있도록 합니다.

성장 발육이 좋아서 갈수록 초경이 시작되는 나이가 어려지고 있습니다. 초경 시기에는 생리주기가 규칙적이지 않으므로 가슴 몽우리가 생긴 후 분비물이 나오기 시작하면 예쁜 파우치에 생리대와 팬티, 위생 봉지, 화장지를 넣어서 가방 속에 넣어 줍니다. 집 밖에서 초경이 시작되었는데 팬티에 생리가 많이 묻었을 경우 새 팬티로 갈아입고 생리가 묻은 팬티를 위생 봉지에 넣도록 합니다. 집에서 엄마와 함께 있을 때 초경을 경험하면 다행이지만 사실 언제 어디서 우리 아이의 초경이 시작될지 모릅니다. 특히 학교에서 초경이 시작되었을 때 어떻게 해야 할지 모르고, 많이 당황스러워하기도 합니다. 학교에서의 대처 방법도 중요합니다.

체육 시간 등 신체활동이 많아서 불편할 경우 선생님께는 배가 아파서 활동이 어렵다고 이야기하도록 하고, 많이 아플 때는 보건실에 가서 따뜻한 찜질팩을 하면서 휴식을 취할 수 있습니다. 수업 시간에 이상한 느낌이 든다면 선생님께 손을 들고 배가 아프다고 보건실에 가고 싶다고 이야기해도 됩니다. 초경은 생리혈이 엄청 많이 나오는 경우가 드물지만, 혹시나 생각보다 많은 양이 나와 팬티에 새게 되어 바지에 묻었다면 보건 선생님께 부탁드려서 부모님께 연락드리도록 합니다. 등교가 어려울 정도로 너무 아플 경우 생리로 인한 결석은 월 1회 인정되므로 담임 선생님께 연락을 드리고 가정에서 쉬어도 좋습니다. 결석으로 학교에 제출해야 할 서류는 없습니다.

초경을 하게 되면 일단 자기 몸에서 피 색깔과 비슷한 것들을 보기 때문에 놀랄 수 있습니다. 이때 아이의 마음이 놀라지 않도록 생리의 색깔, 양, 냄새 등에 대해서 미리 알려 줍니다. 생리통으로 인한 불편감도 있으니 생리에 대해 부정적이지 않도록 하며 필요한 경우에는 진통제 복용 또는 온찜질 등 생리통으로 인한 불편감을 줄일 수 있습니다.

5학년 학생에게 생리대 사용 방법을 알고 있는지 사전 지식을 점검하고자 학생에게 물어보았습니다. 한 학생이 '선생님, 청바지 위에 붙이면 되지 않나요?'라고 이야기했습니다. 학교에서도 교육하지만, 가정에서도 교육을 미리 해 두면 좋아요.

최근에는 생리의 불편함을 해소할 생리대의 종류는 우리가 마트에서 본 것보다 더 많은 종류의 생리대가 있습니다. 생리대의 종류로는 일회용 생리대, 면 생리대, 탐폰, 생리컵, 입는 생리팬티 등 다양한 생리대를 볼 수 있습니다. 각각의 장단점이 있고 모양도 크기도 용도도 다양해서 자신이 필요한 것을 선택할 수 있습니다.

일회용 생리대는 약 3~4시간마다 갈아 주는 것이 좋습니다. 그래야 냄새도 덜 나고 염증도 생기지 않음을 이야기합니다. 또한 사용한 생리대는 아무렇게 펼쳐 버리면 안 되고 돌돌 말아 휴지 또는 새 생리대 커버로 감싸 쓰레기통에 버립니다. 요즘에는 화장실마다 위생 패드를 모으는 곳이 비치되어 있기도 하지요. 뒤처리를 깔끔하게 하는 것이 멋지고 센스 있는 사람의 행동임을 알려 줍니다. 가정에서 미리 생리대를 펼쳐 보고, 엄마와 함께 여러 번 연습할 수 있도록 도와줍니다.

생리대는 학교 보건실에 비치되어 있고, 편의점이나 약국, 공중화장실의 자판기에서도 쉽게 구할 수 있습니다. 응급 시에는 휴지를 두껍게 접어서 임시로 사용할 수도 있음을 알려 줍니다. 월경혈이 옷에 묻었을 때는, 겉옷을 허리에 묶어서 가릴 수 있고, 속옷에 묻은 월경혈은 찬물과 중성 세제로 세탁하도록 하며 뜨거운 물은 단백질 성분인 피를 응고하게 하여 잘 지워지지 않음을 알려 주어 속옷은 스스로 빨도록 가르칩니다.

수업 시간에 초경 시작 전 생리대 사용 방법에 대해 교육을 받았는지 물어보았습니다. 대부분 어머니로부터 미리 생리대 교육 방법을 받았다고 하였고, 한 학생은 직접 화장실에서 실습까지 했다고 합니다. 현명하신 어머니 덕분인지 그 학생은 초경 시 당황스럽거나 무섭지 않았다고 했습니다. 자랑스러운 어머니였습니다.

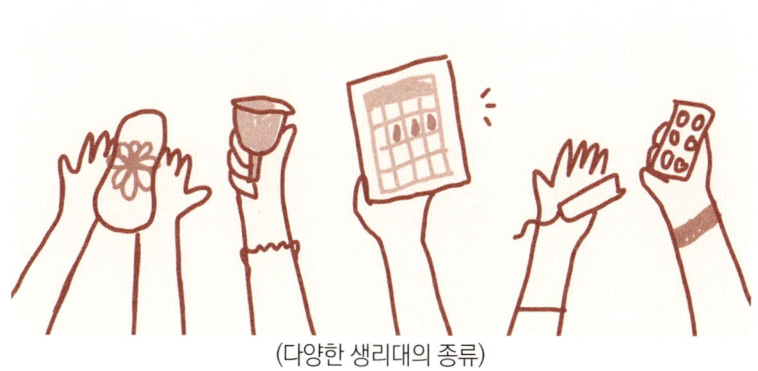

(다양한 생리대의 종류)

Check Point 초경 대처 방법

- 초3, 열 살 정도가 되면 초경에 대해 미리 준비하고 교육한다.
- 초경을 한다는 것은 건강하게 잘 성장하고 있다는 증거이며, 임신할 수 있는 몸이 되었으니 몸을 소중하게 생각하도록 교육한다.
- 팬티에 냉이 묻어 나올 때 곧 생리하게 된다는 신호이며 교육의 적기이다.

Part 4

"인생의 이벤트 시기",
청소년기 성 가치관 완성
(12세~20세)

아이의 자위행위를 보았습니다. 어떻게 지도해야 할까요?

"자녀에 방에 들어갔는데, 아이가 자위하고 있었습니다. 그 것도 휴대전화로 성표현물을 보면서 말이에요. 깜짝 놀라서 조용히 문을 닫았습니다. 어떻게 대처하는 것이 좋을까요?"

갑자기 그러한 행위를 목격하게 되면 놀라지 않을 수 없습니다. 보통 사춘기 자녀가 그러한 행위를 할 때 자신의 방문을 닫았을 경우, 먼저 사춘기 이상의 자녀를 둔 부모들이 노크 없이 방문을 벌컥 여는 것은 올바르지 않습니다. 자녀를 한 인격체로서 존중하고 배려하며, 자신의 경계를 존중해 줄 필요가 있습니다. 주의가 필요합니다.

보통 사춘기가 되고 2차 성징이 나타나기 시작하면 성에 관심이 증가합니다. 학교에서 근무하다 보면 대부분 초등학교 때 처음 성표현물을 접하는 경우도 많습니다. 개인마다 차이가 있기는 하지만 보통 초등 고학년에 되면 접하는 경우가 많습니다.

그리고 자녀와 성적인 대화를 나눌 수 있다면 자위에 대한 예절을 알려 주어야 합니다. 자위행위 자체가 부정적인 행위가 되지 않도록 이야기해야 합니다. 핸드폰으로 성표현물을 본다고 질책하거나 핸드폰을 뺏거나 한다면 자녀들은 부모와 대화하지 않으려 할 것입니다. 그러한 행동 또한 사춘기의 자연스러운 호기심으로 여겨 주시고, 주의 사항이나 예절에 대해 교육을 하는 것이 좋습니다. 또한 무분별하게 성적 표현물을 보지 않도록 교육이 필요합니다. 우선 컴퓨터에 유해매체 사이트 차단 프로그램을 설치하고 스마트폰을 많이 사용하지 않도록 교육을 해야 합니다.

자위는 남자만 한다?
자위하면 키가 안 큰다?
자위를 많이 하면 생식기 색깔이 변한다?
자위를 많이 하면 음경이 휜다? 음순이 늘어난다?

위와 같이 사춘기에 자위행위에 대한 궁금증이 많은 시기입니다. 자위행위는 스스로 성적 욕구를 충족시키기 위한 행위로 자기 신체를 만지는 행위뿐만 아니라 성적인 상상을 하는 것도 포함됩니다. 자위행위를 통해서 자기 몸을 탐색하고 이해하는 행위이기도 합니다. 그렇기에 자위행위는 성별 및 나이와 관계없이 누구나 할 수 있습니다. 그리고 2차 성징이 나타나는 사춘기에 자위행위를 많이 하면 키가 안 크거나 신체 발달에 지장이 있다는 이야기들이 있습니다. 자위행위는 성호르몬의 영향을 받고 키는 성장호르몬의 영향을 받기 때문에 자위행위와 키는 아무런 상관이 없습니다.

그리고 생식기의 색깔은 태어날 때부터 정해져 있습니다. 단지 사춘기가 되면서 2차 성징을 통해 자신의 고유색이 발현됩니다. 자위나 성관계 횟수와 생식기의 색은 전혀 상관이 없습니다. 음순과 음경의 모양은 성장하면서 조금씩 변화합니다. 그러므로 이전과 달라 보일 수 있을 뿐 자위행위 때문에 모양이 변하는 것은 아닙니다. 사람의 몸은 쉽게 바뀌지 않습니다.

아이들의 자위행위 시 주의 사항을 알고 있어야 합니다.

첫째, 사적인 공간을 확보해 줍니다.

자위행위는 사적인 행동입니다. 타인의 의사에 반하여 자위를 보여 주는 것은 성폭력입니다. 서로 협의가 된 상태가 아니라면 자위는 나만의 공간에서만 행해야 합니다. 그러나 사적인 공간이 충분히 확보되지 않는 때도 있습니다. 즉 나의 방이 없거나 있더라도 경계가 지켜지지 않은 경우가 있지요. 서로가 불편한 상황이 발생하지 않으려면 자녀의 사적인 공간을 존중해 주어야 합니다. 만약 사적인 공간 확보가 어렵다면 화장실과 같은 장소에서 문을 잠금으로써 사적 공간을 만들 수 있도록 설명해 주세요.

둘째, 청결 유지는 꼭 해야 함을 교육해야 합니다.

생식기는 예민하고 균에 노출되기 쉽습니다. 그러므로 자위행위를 할 때는 청결이 매우 중요합니다. 자기 생식기뿐만 아니라 손, 자위도구 등도 깨끗이 씻도록 합니다.

셋째, 안전에 대한 주의사항을 교육합니다.

나의 몸의 중요한 부분인 만큼 안전을 우선시해야 한다고 교육합니다. 먼저 자위할 때 생식기나 다른 신체 부위가 다치지 않도록 조심합니다. 손톱을 미리 깎거나 자위 용도가 아닌 물건으로는 자위행위를 하지 않는 등 안전을 위한 규칙이 필요합니다. 또한 일상생활에 지장이 없을 정도로 자위에 몰두하여 건강을 해치는 일이 없도록 교육이 필요합니다.

넷째, 뒷정리를 잘하도록 교육합니다.

타인의 의사에 반하여 자위를 보여 주는 것이 성폭력이 될 수 있듯이, 자위행위 후에 정돈되지 않는 자리를 타인에게 불쾌감을 줄 수 있습니다. 내 몸의 권리는 나에게 있고 나의 행동은 나의 선택이듯이 자위행위 후 뒷정리까지 내 몫이라는 점을 교육해야 합니다.

Check Point 자녀 자위행위에 대한 지도

- 자녀에게 사적인 공간을 확보해 준다.
- 생식기는 예민하고 균에 노출되기 쉬우므로 청결 유지를 꼭 하도록 교육한다.
- 나의 몸 중 특히 소중한 부분인 만큼 안전에 대한 주의사항을 교육한다.
- 타인에게 불쾌감을 줄 수 있으므로 뒷정리의 필요성을 교육한다.

2
남들과 다른 성적 취향, 어떠한 태도를 취해야 할까요?

"장가가서 며느리도 보고 아들 3명을 낳아서 손자 3명으로 가문의 대를 이어야 하는데, 제사와 명절 차례도 지내고 조상을 모셔야 하는데 우리 아들이 성 정체성 혼란을 겪어서 고민입니다."

안타까운 사례입니다. 오히려 어려서부터 가부장적 관념으로 인한 집안 분위기와 강압이 아들에게 딸이 되고 싶다는 심리적인 부분으로 작용하지 않았을까? 하는 생각을 해 보았습니다. 대신에 지금이라도 '아들아, 얼마나 힘드니? 가족이 힘 모아 극복해 보자' 이런 이해와 지지로 함께한다면 헤쳐 나가는 데 도움이 되지 않을까요?

인간은 누구나 성적인 존재입니다. 청소년 시기에는 성적 취향에 대한 고민을 할 수 있습니다. 성적 취향은 다양합니다. 성적 취향이 성적 지향이 되기도 하지만 성적 취향과 성적 지향(트랜스젠더, 내가 가진 성별과 일치하지 않는 것)은 다릅니다. 예를 들면 '나는 특정한 속옷을 입고 성적 행위를 하는 것이 좋다'거나, '특정한 음악이나, 특정한 조명 등 분위기를 잡고 나를 보는 것을 더 좋아한다' 등은 성적 취향입니다. 사람의 몸이 다양하듯이 사람의 성적 취향도 다양합니다. 그러다 보니 우리 인생의 대부분을 차지하는 성의 영역에서 다양성이 나타납니다. 양육자들도 우리의 편견이나 보편성을 탈피하여 개인의 성적 취향을 찾도록 심리적인 안정을 위해 노력을 할 필요가 있습니다.

부모 세대는 성교육을 제대로 받지 않아 성에 관해 이야기하는 것을 부끄럽게 여깁니다. 그리고 자녀의 성적 취향이 독특할 수 있다고 생각되어 이야기하기가 부끄러울 수도 있습니다. 자녀의 성적 취향이 독특하다고 하여서 문제가 되지는 않습니다. 혼자 나만의 성적 취향을 가지고 있는 것은 아무런 문제가 되지 않습니다. 취향이란 얼마든지 특이할 수가 있으니까요. 상대가 이해하거나 사람마다 다양성을 인정해 준다면 아무런 문제가 되지 않습니다. 서로가 충분한 교감을 통해 다양한 성적 취향을 상대와 공유하고 상대가 받아들인다면 나의 성적 취향으로 받아들여지겠지만, 상대방이 변태라고 여겨진다면 서로의 신뢰를 바탕으로 이해를 구하는 노력이 필요하겠습니다.

특이한 성적 취향을 가졌다고 해서 변태라고 할 수는 없습니다. 하지만 보편적이지 않은 성적 취향이 개인의 취미 생활 정도면 괜찮겠지만, 점차 밖으로 나와서 '밖에서 보이는 나'까지 지배하게 된다면, 문제가 될 수도 있으니 주의해야겠습니다. **성적 취향은 개인마다 다르니 존중해야 할 것이고 스스로 통제가 되고, 사회적으로 문제가 되지 않는다면 괜찮습니다. 하지만 상대가 원하지 않는데 나의 주장을 자꾸 요구한다면 문제가 될 수 있습니다.** 서로가 대화를 통해 받아들일 것은 받아들이고, 감당하지 못할 것은 거절하여 마음의 상처가 되지 않도록 해야 합니다. 그리고 상대방의 요구에 대해 나의 처지에서 나는 어디까지 상대방의 요구를 들어줄 것인지도 생각해 보아야 합니다. 상대의 성적 취향을 받아들일 수 없다면 거부하면 됩니다. 우리는 성적 주체니까요. 내가 동의하지 않았다고 하여서 상대를 비난할 수는 없습니다.

성이란 것은 혼자만의 것이 아니라 사회 속에서 함께 만들어 가는 것입니다. 그와 더불어 상대와도 대화를 통해서 서로의 장단점을 맞추어 가야 합니다. 대화를 통해서 받아들일 것은 받아들이고, 받아들이지 못할 부분은 거절하여 서로 합의하는 것이 좋습니다.

한편 성 정체성은 무엇일까? 성 정체성이란 남성성 또는 여성성의 기본적인 느낌으로써, 자기 자신을 남성 또는 여성으로 확실히 지각하는 것을 말합니다. 하지만 청소년기 즉 사춘기 전후에는 성 정체성 혼란의 증상이 나타날 수 있고 이것은 여성보다 남성에게서 두세 배 정도 많다고 합니다.

특히 사춘기는 자신이 누구인지, 어떻게 살아가야 하는지 결정하기 시작하는 시기로 자신에 대한 고민이나 생각이 많다 보니, 성 정체성의 혼란을 겪을 수밖에 없습니다. 청소년기는 성 정체성을 결정하기보다 감정과 경험, 다양한 정보를 통해 서두르지 말고 시간을 충분히 갖고 여유롭게 탐색해 볼 것을 권합니다. 청소년기에는 일시적으로 성 정체성의 혼란을 느낄 수 있으며, 정확한 통계는 모르겠지만 10명 중 3명 정도가 청소년 시기에 동성 친구에게 성적 매력을 느끼는 때도 있다고 합니다. 즉 동성에게 이성적인 감정을 느낀다고 하여 자신이 동성애인가 하는 혼란을 겪을 필요는 없을 듯합니다. 이 혼란은 성인이 되면서 점점 확실해지고 다양한 연애 경험을 하면서, 정말 내가 어떤 사람인지 알아보아야 합니다. 성적 정체성은 사춘기의 중요한 과제이지만 혼자서 결정하기 어려운 부분이 많고, 너무 혼란스럽다면 학교의 상담 선생님이나 전문가 상담을 받아 보는 것도 좋습니다.

성 정체성의 혼란을 유발하는 원인은 사회 심리적 요인, 가정에서의 양육 때 아이의 기질, 부모의 태도, 양육 방법, 부모와의 부정적 관계가 영향을 줍니다. 또한, 전통적 정신분석에서는 심리 성적 발달 과정 중 남근기 상태에 고착되어 생기는 현상이라고 보는 견해도 있고, 성적 학대를 받은 경험이 많은 아동에게 이 장애가 생긴다는 연구도 있습니다.

한편 성 정체성 장애(gender identity disorder)로 인한 성전환자는 자신의 육체적 성과 정신적 성이 일치하지 않는다고 받아들이는 것입니다. 이는 자신이 사랑하는 사람이 동성이라는 점을 받아들이는 동성애자와 구별됩니다. 다만 성 정체성 장애에 의해서 동성애가 발생하기도 하기에 구별이 필요합니다. 우리 사회도 성전환을 부정적인 시선으로 보지 않았으면 좋겠습니다. 건강한 체격과 건강한 정신이 가장 중요한 시대입니다.

> **Check Point 남들과 다른 성적 취향 이해**
> - ✓ '나는 특정한 속옷을 입고 성적 행위를 하는 것이 좋다'거나, '특정한 음악이나, 특정한 조명 등 분위기를 잡고 나를 보는 것을 더 좋아한다' 등은 '성적 취향'이다.
> - ✓ 사람의 몸이 다양하듯이 사람의 성적 취향도 다양하다.
> - ✓ '성 정체성'은 남성성 또는 여성성의 기본적인 느낌으로서, 자기 자신을 남성 또는 여성으로 확실히 지각하는 것이다.
> - ✓ '성 정체성 장애(gender identity disorder)'는 자신의 육체적 성과 정신적 성이 일치하지 않는다고 받아들이는 것이다
> - ✓ 성 정체성 혼란을 유발하는 원인은 사회 심리적 요인, 가정에서의 양육 때 아이의 기질, 부모의 태도, 양육 방법, 부모와의 부정적 관계가 영향을 주기도 한다.

3
'이성 교제'를 위한 교육은 어떻게 해야 하나요?

 "나는 왜 여자 친구가 없지? 짜증 나."

"아들이 여자 친구를 사귀고 싶다고 저한테 짜증을 부리는 거예요. 어떻게 하면 사춘기에 자연스러운 연애를 할 수 있도록 조언할 수 있을까요?"

    우리는 살아가면서 여러 사람과 관계를 맺고 자기를 이해해 주는 상대를 찾게 됩니다. 인간은 발달 과정에서 자아정체성이 확립되는 시기에 도달하면 이성에 대한 흥미와 관심을 보이고 이는 이성 교제로 연결됩니다. 특히 사춘기에는 그 상대로서 이성 친구를 찾기도 하고 또 많은 이성 친구 중에서도 특정한 한 사람에게 집착하게 되기도 합니다. 이러한 이성 교제를 통해 서로에 대해 이해하고 알아 갑니다. 이성 교제를 시작하게 되면 함께 행동하고 싶고, 서로 깊이 이해하고 싶고, 기쁨을 함께 나누고 싶어집니다. 그러다 보면 서로 손을 잡거나 안고 싶기도 합니다.

우리 인간의 진정한 행복은 사람과 사랑하는 관계에서 오기도 합니다. 특히 이성 간의 좋은 관계는 서로를 더욱 행복하게 해 줄 것입니다. 그래서 좋은 이성 관계를 만들어 가기 위해서 서로의 노력이 필요합니다.

이성 친구를 사귈 때 주의할 점을 이야기해 보는 것이 좋습니다. "이 세상에는 누구도 나와 꼭 같은 사람은 없잖아?", "그렇지. 그러므로 내가 누군가를 좋아한다고 해도 상대가 나와 똑같은 생각을 하는지는 모르는 거야." 이처럼 남녀 관계에서 일시적인 기분이나 분위기에 이끌려 상대가 허락하지 않는 행동을 하지 않도록 주의가 필요합니다.

사람은 인간관계 속에서 '나다움'을 키워 갑니다.

사람은 한 사람, 한 사람 누군가와 어떤 인간관계를 가지게 되는가 하는 것은 자기 자신이 결정하고 선택하는 것이지 누군가의 강요에 의해서는 절대 안 되는 것입니다. 그리고 그 선택의 책임은 자기 자신이 져야 합니다. 올바른 선택을 위해서는 풍부한 나다움을 기르고 또 풍부한 나다움을 가진 상대를 선택하는 것이 중요합니다. 사람은 인간관계나 이성 관계 속에서 실패도 경험하고, 배우면서 나다움을 키워 가는 것입니다. 즉 이러한 과정을 거쳐 자신을 생각하고 자신을 새롭게 만들어 가는 거죠.

특히 청소년들은 인간관계를 배워 가는 과정이기 때문에 반드시 작년의 자아와 올해의 자아가 달라질 수 있습니다. 그 순간 이별의 순간이 오기도 합니다. '나'라는 사람이 달라졌기 때문에 헤어지게 될지도 모릅니다. 또한 화학적 사랑이 끝나는 시점. 즉 서로에게 설레지 않는 순간이 오면 이별을 하게 될지도 모릅니다. 이별에 대처하는 자세 또한 중요합니다. 신의와 약속을 지키는 것도 중요하지만 집착을 하지 않는 것 또한 중요합니다.

한마디로 정리하자면 너희가 언젠가 헤어질 수 있는데 그렇다고 해서 자기 자신을 자책하거나 상대방을 미워하지 않았으면 좋겠다는 말입니다. 이렇게 아이가 가장 신뢰하는 연애 코치가 바로 부모님이 되면 좋겠고, 선생님이면 좋겠습니다.

만일 이 글을 읽는 분이 청소년의 학부모라면 또는 교사라면 학생들과 이성 교제의 좋은 점, 나쁜 점, 기쁨과 어려움을 공유할 수 있는 어른이 됩시다. 부모님들은 아이들이 이성 친구를 만나고 돌아오면 "여자 친구 예쁘게 하고 나왔어?", "남자 친구한테 받은 선물이 뭐니?" 이런 건 절대 묻지 않아야겠죠. 아이들이 서로 성장하도록 돕고 상업주의적 외모 가꾸기에도 저항하는 힘을 기르도록 도와주면 좋겠습니다.

사랑은 인간의 가장 순수하며 아름다운 감정입니다. 상대방의 사랑하는 감정을 이용한다는 것은 아주 나쁜 일입니다. 하지만 우리 사회에는 사랑을 이용하는 사람들도 있다는 것을 알고 있어야 합니다. 인간은 누구나 조금은 이기적이기에 사랑에도 이기심은 존재합니다. 하지만 **사랑**

에는 상대방을 존중하고 배려하는 마음을 가지고 대하는 것이 사랑에 대한 예의입니다.

 사랑하는 사이에도 나쁜 부탁은 거절할 수 있도록 가르쳐야 합니다. 아무리 사랑하는 사이라 하더라도 잘못된 선택을 받아들여서는 안 됩니다. 단호히 거절해야 하는 것이 맞습니다. 거절을 한다는 것은 누구나 힘든 일입니다.

 교사들은 학교에서도 친구 간에, 이성 간에 내가 원하지 않을 때는 자기 의사 표현, 즉 거절 표현을 하라고 가르칩니다. 교사들은 학생들에게 어른들에게 항상 공손해야 함을 가르치지만, 잘못된 부분만큼은 어른들에게조차도 거절을 표현하는 것은 나쁘지 않다고 교육합니다. 하지만 대답처럼 거절한다는 것이 쉽지만은 않으니까 훈련이 필요합니다. 가정이나 학교나 생활 속에서 잘못된 일에는 'NO'라고 말할 수 있도록 훈련을 해야지요.

 청소년기의 이성 교제는 꼭 필요한 것은 아니지만, 교제할 때 서로의 성 특성을 바르게 이해하고 평등한 관계에서 서로의 성장에 도움이 되는 건설적인 관계가 되도록 지도해 주십시오. 이러한 인간관계 속에서 나다움을 키워 나가다 보면 멋진 이성이 나타나지 않을까요?

Check Point 이성 교제 시 지켜야 할 예절교육

- 자녀와 이성 교제의 좋은 점, 나쁜 점, 기쁨과 어려움을 공유하도록 하자.
- 복장, 몸가짐, 올바른 언어로 상대방에 대한 예의를 지키도록 교육한다.
- 서로 성장하도록 돕고 상업주의적 외모 가꾸기에 저항하는 힘을 기르도록 도와준다.
- 사랑하는 사이에도 나쁜 부탁은 거절할 수 있도록 가르친다.
- 생활 속에서 잘못된 일에는 'NO' 말할 수 있도록 가르친다.

자녀의 성관계 교육, 어떻게 지도해야 할까요?

"고등학생 아들이 여자 친구 집에서 성관계를 가진 사실을 알게 되었습니다. 너무 충격을 받아서 뭘 어떻게 해야 할지 모르겠습니다. 만나지 말라고 해도 만날 텐데 어떻게 아이를 도와줘야 하는지 고민이 됩니다."

교육부·보건복지부·질병관리청에서 청소년을 대상으로 조사한 '제17차(2021년) 청소년 건강행태조사 통계'에 따르면 성관계 시작 평균 연령은 중학교 3학년에 속하는 14.1세입니다. 이는 모든 청소년의 평균이 아니라, 성 경험이 있는 청소년들의 처음 성관계 나이입니다. 성관계 경험이 있다고 응답한 청소년은 전체의 5.4%였습니다. 놀라운 결과이지만, 요즘 아이들의 현실이기도 합니다.

이제는 무조건 '성관계를 맺을 수 없다'가 아니고 '성관계를 맺을 수도 있다'라는 전제하에 안전하고 책임감 있는 성관계에 대한 방법들을 알려 주는 것이 현실적인 성교육입니다.

보통 연인 사이에 우발적으로 첫 성관계를 하는 경우가 많습니다. 가장 먼저 성관계에 대한 책임 의식을 심어 주어야 합니다. 다음은 성관계에 대해 상대방과 미리 대화하는 것이 중요합니다. '언제 어떻게 할 것인지?', '장소는 어디가 좋을지?', '그리고 무엇을 준비해야 할지?'에 대한 이야기가 필요합니다. 그 과정에 성관계에 대한 책임감을 생각하게 됩니다. 이와 더불어 서로가 원하는 것, 피하고자 하는 것을 하나하나 점검해 보고, 그러면서 마음의 준비도 하게 됩니다.

첫 성관계 기준을 몇 살이라고 정하기에는 너무나 어렵습니다. 먼저 성적 주체성을 충분히 가지고 있어야 합니다. 내 상황은 어떠한지 충분히 준비되어 있는지 생각해 보아야 합니다. 성관계는 혼자 하는 것이 아니라 두 사람의 동의하에 이루어지는 관계입니다. 서로 대화를 통해 의논하도록 교육합니다. 그리고 피임에 대한 준비가 되어 있는지도 중요합니다. 피임 방법에 관해 대화를 나누어야 하고, 혹시 임신에 되었을 경우 어떻게 할 것인지도 의논을 하여야 합니다.

성관계랑 참 쉽고도 어렵습니다. 생명에 대해 책임지는 행위이며, 상대방의 동의도 필요한 것임을 꼭 명심해야겠습니다. 모든 권리가 그러하듯 상대방과 합의가 되지 않을 때 상대방 및 다른 사람에게 피해를 줄 수 있는 것이라면 인내할 줄도 알아야 하는 절제가 필요함도 교육하여야 합니다.

Check Point 자녀 성관계에 대한 교육

- 성관계에는 책임감이 필요함을 교육한다.
- 성관계에 대해 상대방과 미리 대화를 하도록 교육한다. (시기, 방법, 장소, 준비사항, 마음의 준비, 피하고자 하는 것, 서로가 원하는 것, 피임 등)
- 피임방법 및 혹시 임신에 되었을 경우 어떻게 할 것인지? 서로 의논하도록 지도한다.
- 상대방 및 다른 사람에게 피해를 줄 수 있다면 인내할 줄도 알아야 하는 절제가 필요함을 교육한다.

5
피임 교육은 언제, 어떻게 지도해야 할까요?

"청소년들이 피임 방법을 잘 몰라 비닐봉지를 피임 방법으로 사용하는 엽기적인 사례가 많아요."

산부인과 홍혜리 전문의는 한 방송(《슬기로운 의사 생활》)에서 청소년들의 피임법을 들어 보고 굉장히 충격을 받았다고 합니다. "청소년들은 콘돔을 어떻게 쓰는지도 모르고, 구매하기도 민망하여 비닐봉지를 콘돔 삼아 관계를 하는 엽기적인 사례들이 많았다"라고 합니다. 충격적인 이야기입니다. 학교 성교육을 하는 교사로서 참 안타깝게 느껴집니다. 학생들의 성관계 연령이 낮아짐에 따라 피임 교육이 절실함을 느낍니다.

세계 여러 나라에서는 초등학교, 중학교 때부터 콘돔의 올바른 사용법을 교육한다고 합니다. 하지만 우리나라에서는 학교에서 콘돔 사용법을 알려 주려 했는데 학부모들의 민원이 많음을 언론 기사들을 통해 볼 수 있습니다.

한편 부모들은 아이들의 피임 교육은 언제가 좋을까요? 하며 궁금해 합니다. 산부인과 전문의들은 특별한 시기보다 아이들의 성적 발달과 성 지식 및 성 호기심에 따라 교육 시기는 달라질 수 있다고 말합니다.

초경 교육 후에 임신과 출산에 대한 교육과 피임 교육이 필요합니다.

아이들이 몽정, 초경 등의 생리현상이 나타나는 시기에 피임 교육을 하면 좋습니다. 초경 교육 후에 임신과 출산에 대한 교육이 필요합니다. 그러한 내용에 맞추어 피임 교육을 하는 것이 좋습니다. 피임은 책임감 있고 안전한 성관계를 위한 필수조건입니다. 성관계를 경험하기 전에 교육 해야겠지요.

산부인과 홍혜리 전문의는 유튜브 채널을 통해 청소년들의 원치 않는 임신을 막기 위한 올바른 피임법과 피임약에 대한 오해와 진실에 대한 교육이 필요하다고 합니다. 그녀(홍혜리 전문가)는 "많은 여성 성인이 남자 친구한테 콘돔을 착용하라고 요구하면 '이 친구가 나랑 헤어지자고 할 것 같아서 말을 못 하겠다'라고 하더라"라며 이처럼 성인이 되어서도 올바른 콘돔 사용의 중요성을 인지하지 못하는 경우가 많다고 합니다. 자녀가 상대에게 '콘돔 끼자'라고 당당하게 말할 수 있도록 지도해야 합니다.

피임이란 정자와 난자가 만나지 못하도록 막도록 하는 것을 말합니다. 피임 방법으로는 보통 여성의 생리주기를 이용하여 그 기간에 성관계를 피하는 방법, 콘돔(여성, 남성), 경구피임약, 호르몬 피임 장치(미레나, 카일리나, 임플라논), 시술(자궁 내 장치, 정관, 난관결찰술) 등이 있습니다. 임플라논은 팔에 삽입하는 피임 장치입니다. 그중 생리주기 이용법은 피임법이라고 하기에는 무리가 있습니다.

콘돔은 정액이 질 안에 들어가지 못하도록 막는 방법이고, 피임약은 배란을 막아 주는 역할을 합니다. 그중에 가장 간편한 방법은 콘돔 사용이고, 콘돔을 피임 기구의 하나로 치지 말아야 하며, 콘돔은 필수이고 추가로 하나를 더 한다고 생각해야 하는데, 다양한 피임방법 중 자신에게 가장 맞는 피임방법을 찾는 게 중요합니다.

콘돔은 남자들이 여자를 위해서 끼는 게 절대 아닙니다. 남자, 여자 양쪽의 성 건강을 위해서 반드시 착용하여야 합니다. 또한 콘돔을 올바른 방법으로 끼는 것도 중요하지만 제일 중요한 것은 '처음부터 끝까지 착용하는 것'입니다.

피임법의 종류	방법	
콘돔(남성용) 페미돔(여성용)	(남성 콘돔)	(여성 페미돔)

자궁 내 장치 (루프 등) 정관결찰술, 난관결찰술	3~5년간 단기피임 전문가의 시술 필요	한 번의 시술로 영구적인 피임(남성) 한 번의 시술로 영구적인 피임(여성)
피임약	(먹는 피임약)	경구피임약보다 호르몬함량 10배 이상! (사후피임약)
임플라논 (팔에 삽입)		4cm
미레나 (자궁 내 삽입)		

(피임법의 종류)

Check Point 피임 교육의 중요성

- ✓ 몽정, 초경 등의 생리현상이 나타나는 시기에 피임 교육이 필요하다.
- ✓ 피임은 책임감 있고 안전한 성관계를 위한 필수조건이다.
- ✓ 콘돔은 남자, 여자 양쪽의 성 건강을 위해서 반드시 착용하여야 한다.
- ✓ '콘돔 끼자'라고 당당하게 말할 수 있도록 지도하자.

6
성 소수자에 대해 설명하기가 어려워요. 어떻게 지도해야 하나요?

요즘에는 텔레비전에도 성 소수자에 관한 이야기가 자주 등장합니다. 그래서인지 성 소수자의 모습은 낯설지 않습니다. 성 소수자라고 하면 동성애를 떠올리고, 다른 세상 사람인 듯 생각하는 시대는 지나갔습니다. 성 소수자는 미디어 속에서만 있는 것이 아닙니다. 동성애자, 양성애자, 성전환자 등 모두 우리 주변의 평범한 사람들입니다. 우리가 웃고 떠드는 식당의 옆자리에도 성 소수자가 있을지도 모릅니다. 그들은 모두 이성애자와 다를 것 없는 평범한 사람들입니다. 과연 성 소수자는 어떤 부류의 사람들일까요?

성에 관해 소수자는 누구일까요? 우리는 흔히 '성 소수자'라고 하면 '동성애'로 생각합니다. '동성애'라는 자극적인 표현에 집중하다 보니 성 소수자가 어떤 사람인지 깊이 있게 생각해 보지 않을 수도 있습니다.

흔히 동성애, 양성애자를 '성 소수자'라고 합니다. 동성애자와 성 소수자를 포괄하는 단어가 '퀴어(Queer)'입니다. 또한 성 소수자를 'LGBT'라고도 부릅니다. 이는 레즈비언(Lesbian), 게이(Gay), 양성애자(Bisexual), 성전환자(Transgender)를 통틀어 말합니다.

최근 들어 영화나 드라마 등 대중매체를 통해서도 동성애를 소재로 한 것들이 많아 10대들이 동성애에 대해 기성세대만큼은 생소하거나 불편해하지는 않을 것입니다. 물론 청소년들도 동성애나 성 소수자에 대한 편견이 있을 수 있습니다. 하지만 성 소수자에 관한 판단을 내리기 전에, 저는 사람에 대한 인권의 문제를 생각해 보면 좋겠습니다.

모든 사람이 인권에 있어서 차별받아서는 안 됩니다.

모든 사람에게는 인권이 있습니다. 모든 사람이 인권에 있어서 차별받아서는 안 됩니다. 선한 사람이든, 악한 사람이든, 어른이든, 어린이든 차별은 있을 수 없어요. 인종차별, 장애인 차별 등과 같이 말입니다. 사회적으로 소수자라고 해서 그 인권을 함부로 침해하면 안 됩니다. 또한 성 소수자에 대한 편견은 개인의 인격이나 경험을 존중하지 않는 경우, 차별이나 폭력으로 이어지기도 합니다. 우리는 다양함을 존중해야 합니다.

지금 우리나라에는 얼마나 많은 동성애자가 살고 있을까? 궁금합니다. 성 소수자 등과 같은 인식이 희박한 한국에서는 이에 대해 제대로 된 통계조차 찾아볼 수가 없습니다. 지금 우리 옆에 함께 음식을 먹고 마시고 웃고 떠드는 '사람 친구'가 동성애일 수도 있고, 평범한 '여자 사람 친구' 사이로 보이는 두 여성은 친구 관계를 넘어서, 일생을 함께하는 파트너일 수도 있습니다.

'나는 남자', '나는 여자'라는 사회 속에서 살아가는 우리는 소수자가 차별받고, 비난받고, 핍박받는다면 성숙하지 못한 사회입니다. 그러다 보면 소수자들이 다수자를 차별하는 행동들이 일어날 수도 있습니다. 한국 사회에서 성 소수자도 우리 주위의 이웃들임을 한 번 더 생각해 보아야겠습니다.

내 자녀가 성 소수자에게 혐오의 태도로 대하지 않도록, 내 자녀로 인해 성 소수자가 상처받지 않도록 교육이 필요합니다. 그뿐만 아니라 우리 자녀가 성 소수자라면 부모의 지지와 격려가 든든한 힘이 되리라 생각합니다. 그 존재를 인정해 주는 것만으로도 혐오의 세상을 헤쳐 나가는 용기의 밑거름이 될 것입니다.

Check Point 성 소수자에 대한 지도

- ✓ 모든 사람은 인권이 있음을 지도한다.
- ✓ 모든 사람이 인권에 있어서 차별받아서는 안 됨을 지도한다.
- ✓ 성 소수자에게 혐오의 태도로 대하지 않도록 지도한다.
- ✓ 성 소수자도 우리 주위의 이웃들임을 지도한다.

Part 5

"뉴노멀시대", 성폭력 감수성 높이기

1
성폭력 의식 점검하기. 성폭력 제대로 알고 교육해요

 "성폭력이 무엇인지 물어볼 때, 뭐하고 말할지 모르겠어요. 성폭력에 대해 어떻게 설명해야 하나요?"

성폭력이 부정적인 의미라는 사실은 알지만 사실 누구에게 설명하기가 쉽지 않습니다. 교육자라면 성폭력에 대해 교육하기 전에 이에 대해 정확하게 이해하고 있어야 피교육자가 이해할 수 있게 설명할 수 있습니다. 그러므로 우리는 성폭력에 대한 정확한 이해와 감수성을 높일 필요가 있습니다.

성폭력, 성희롱, 성추행, 성폭행에 대한 용어도 정의가 어려운 부분이 있습니다. 교육자들은 정확한 개념을 가지고 교육하는 것이 좋습니다. 우리가 흔히 말하는 성폭력은 상대방의 동의 없이 성을 매개로 한 폭력행위를 모두 아우르는 말입니다. 성희롱, 성추행, 성폭행을 모두 포함하는 것입니다. 좁게는 사람의 외모, 몸매에 대해서 기분 나쁘게 평가하는 것도 성폭력이 될 수 있습니다.

성폭력은 '성폭력 범죄의 처벌에 관한 특례법'에 따르면 성과 관련하여 발생하는 모든 육체적, 정신적 폭력행위를 포괄하는 개념이며, 성적 자기 결정권을 침해하는 모든 행위입니다. 즉 "성폭력은 음란 전화나 문자, 메일 등 통신매체 또는 카메라를 이용한 행위, 성기노출 등 신체접촉 없이 행해지는 다양한 성적 행위를 포함한다"라는 포괄적인 개념이라고 할 수 있습니다.

성희롱은 업무와 고용관계에서 지위를 이용하여 성에 관계된 말과 행동으로 상대방에게 성적 불쾌감, 성적 굴욕감, 고용상 불이익을 주는 등의 손해를 끼치는 행위입니다. 이는 양성평등기본법과 국가인권위원회법, 남녀고용평등과 일·가정 양립 지원에 관한 법률에 이에 대한 조항이 설정되어 있습니다. 성희롱 자체는 형사처분 대상이 아닙니다.

성추행은 성폭력 안의 행위로 강제 추행을 의미합니다. 강제 추행이 성희롱과 다른 것은 폭행이나 협박을 수단으로 성적 수치심이나 혐오감을 느낄 정도의 신체접촉을 하는 것을 의미합니다.

성폭행은 상대방의 의사에 반한 또한 강제(폭행이나 협박)로 성관계를 하는 것(강간 포함)으로 즉 동의 없이 성관계를 강요하는 것으로 강간과 강간 미수를 포함합니다.

우리는 성희롱은 가벼운 정도로, 개인적인 문제로, 웃음거리 정도로 이해하는 잘못된 관점으로 접근하는 경우가 많습니다. 이는 잘못된 생각입니다. 성희롱도 성폭력만큼 잘못된 행위입니다.

보통 "섹시한 여성이 노출이 심한 옷을 입으니깐 성폭력을 당하지" 또는 "여성의 책임도 어느 정도 있지는 않나?" 하면서 같은 여성들도 그러한 시선으로 바라볼 때가 많습니다. 이러한 관점을 가지면 "성인지 감수성"이 떨어지는 것입니다. 이제는 관점의 변화가 필요합니다. 성범죄는 전적으로 가해자의 잘못이라는 시각이 필요합니다. 피해자가 어두운 곳으로 가서도 아니고, 짧은 옷을 입어서도 아니고 다만, 가해자가 성범죄를 저지르기로 마음을 먹었기 때문에, 가해자가 사람이 많이 없는 어두운 곳으로 찾아갔기 때문에 일어난 것입니다. '왜 저항하지 않았어?'가 아니라 '왜 동의, 허락받지 않았어?'라고 말해야 합니다.

특히 아동 성폭력은 성인 성폭력과 다르게 범죄자(가해자)가 폭행이나 협박 등으로 아이를 제압하는 것이 아니라 아이가 스스로 범죄자를 따라오게 유인하는 경우가 많습니다. 아이의 나이가 어릴수록 범죄자가 아이를 유인하는 과정과 상황에 대해 꼼꼼히 지도할 필요가 있습니다. 일반적으로 아이에게 성폭력을 하는 사람은 겉으로 보기에 지극히 평범해 보이는 사람이 대부분입니다. 우리는 가해자가 지적장애, 성도착자, 정신질환자, 범죄자라고 생각하기 쉬우나, 범죄자들은 좋은 직장을 갖고 가정생활을 잘 꾸려 가는 평범한 사람이 대부분입니다.

가해자는 성폭력 행위가 비윤리적이고 비난받을 짓이라는 것을 알고 있습니다. 그러나 자신의 역할 정체감, 삶의 목표가 없고, 정서불안장애나 심리적 문제를 안고 있는 사람은 자기 행동을 합리화시킵니다. 보통 범죄자들은 아이들이 좋아하는 것으로 아이의 주의를 끕니다. 예를 들면, 맛있는 음식, 좋아하는 장난감, 신기한 물건, 귀여운 애완동물, 칭찬, 같이 놀아 주는 것 등 어른이 호의를 베풀 때 거절을 하는 것은 예의가 아님을 어렸을 때부터 배운 아이들은 이러한 호의를 쉽게 거절하지 못합니다. 불행하게도 이유가 없는 호의는 있을 수 없습니다. 범죄자는 자신을 아는 사람으로 각인시킨 후 경계심이 사라지면 아이를 유인합니다.

　아동 성범죄자가 고르는 대상 아동은 혼자 있는 아동, 말을 잘 듣는 아동이며, 이 아이들은 부모와 의사소통이 잘 이루어지지 않기 때문에 더 안전하게 범죄를 저지를 수 있는 아이를 택합니다. 성범죄자가 가장 두려워하는 아동은 부모와 의사소통이 잘 이루어지고 서로에게 마음이 열려 있는 가정에서 자란 아이로 이들은 부모 등 가족과의 친밀도가 높고, 가족들의 관심도가 높아서 성범죄자가 아이에게 접근이 어렵습니다. 또한 애착 관계 형성이 잘 되어 있는 아동은 다른 사람에게 애정을 받기를 원하지도 않고 가해자가 의도를 가지고 접근해 오는 가장된 애정이 자신이 부모 등에게 받은 애정과 다름을 직감으로 구분하게 되고 이런 애정을 받아들이지 않기 때문에 범죄를 저지르기에 어렵습니다.

　아이들에게 일상생활의 경로를 벗어날 때는 반드시 "허락받기"를 실천하는 것이 좋습니다. 또한 상대방이 어른이라도 "거절해도 괜찮아"라고 가르칩니다. 많은 어른은 아이들에게 좋은 마음으로 호의를 베풀기도 하지만 이유가 없는 친절과 호의를 받았을 때는 호의를 베푼 이의 마음이 다치지 않도록 친절을 거절하는 방법을 알려 주는 것이 좋습니다.

성폭력에 대한 정확한 이해와 성폭력에 대한 높은 감수성으로 아이가 성폭력을 당했을 때 "네가 조심을 하지 않아서"라든가, "거기에 왜 갔어?"라고 야단을 치는 것은 2차 가해에 해당합니다. 이런 방식의 대응을 통해 피해자는 더욱 상처받을 수 있습니다. "너의 잘못이 아니야"라고 이야기해야 합니다. 무엇보다 가해자가 없다면 피해자도 존재하지 않습니다. 제대로 된 성폭력에 대처하기 위해서는 성폭력에 대한 이해와 감수성을 높여야겠습니다.

Check Point 성폭력 의식 점검하기

- ✓ 성폭력은 상대방의 동의 없이 성을 매개로 한 폭력행위를 말한다.
- ✓ 좁게는 사람의 외모, 몸매에 대해서 평가하는 것도 성폭력이 된다.
- ✓ 성폭력은 '성폭력 범죄의 처벌에 관한 특례법'에 따르면 성적 자기 결정권을 침해하는 모든 행위이다.
- ✓ 성희롱은 업무와 고용관계에서 지위를 이용하여 상대방에게 성적 불쾌감, 성적 굴욕감, 고용상 불이익을 주는 등의 행위로 형사처벌 대상은 아니다.
- ✓ 성범죄는 전적으로 가해자의 잘못이라는 시각이 필요하다.
- ✓ 일상생활의 경로를 벗어날 때는 반드시 "허락받기"를 실천하는 것이 좋다.
- ✓ 어른들이 이유가 없는 친절과 호의를 받았을 때는 마음이 다치지 않도록 친절을 거절하는 방법을 알려 주는 것이 좋다.

2
만약 아이에게 성폭력이 발생했다면?, 어떻게 대처해야 할까요?

 "우리 아이가 친척 오빠에게 성폭력을 당했어요. 너무 당황스러워요. 어떻게 대처해야 할지 모르겠어요."

저는 초등학교에서 성교육을 한 지 꽤 오래되었습니다. 특히 아동 성폭력 예방 교육은 빠지지 않고 계속하고 있습니다. 아동 성폭력 예방 교육은 학교에서 연간 3시간 이상을 하도록 하고 있습니다. 교실형 교육 외에도 인형극, 동극, 체험형 성교육 등 다양하게 학생들이 흥미롭게 교육을 받을 수 있도록 노력하고 있습니다. 최근에는 사이버 성폭력, 특히 디지털 성폭력이 많이 발생하고 있어서 디지털 성폭력 예방 교육에 초점을 맞추고 있지만, 오프라인 성폭력 예방 교육도 꼭 해야 하는 부분입니다. 왜냐하면 가족 간, 친족 간 성폭력 범죄는 우리 주위에도 흔하게 볼 수 있고, 이러한 성폭력은 아이들이 성장하면서 큰 후유증을 남기기 때문에 미리 예방이 필요합니다. 그러기 위해서 부모님이나 선생님들은 아이들의 행동을 잘 관찰하여야 합니다. 보통 선생님들은 학생들과 상담을 통해 알게 되는 경우도 많습니다. 정서적, 심리적 안정을 찾도록 도와야 합니다.

위 사례 같은 상황이 발생하면 부모님들은 당황하고 감정이 격하게 되어 아이에게 화를 내기도 하여 상처를 주고 제대로 처리하지 못하는 경우가 많습니다. 호랑이 굴에 들어가도 정신만 차리면 된다는 말처럼 만약, 아동 성폭력이 발생했다면 당황하지 않기 위해 미리 대응법을 알아 두어야 할 것입니다.

남녀노소 누구든지 성폭력의 피해자가 될 수 있습니다. 아이를 아무리 성폭력으로부터 보호한다고 해도 온전히 보호할 수는 없습니다. 특히 성폭력 피해 아동의 나이가 어릴수록 성적 행동의 의미를 잘 모르지만, 자신에게 뭔가 이상한 일이 일어난 것임을 느낄 수 있을 것입니다. 아이들의 이런 느낌은 성인이 된 후에도 불쾌한 기억으로 남아 있어 심각한 정서장애, 후유증을 남기게 됩니다. 특히 가해자가 가족의 한 사람이거나 아는 사람이라면 더욱더 힘든 상황이 되어 자신에게 일어난 일에 관해 이야기하기를 꺼립니다.

우리 아이에게 성폭행 피해가 있었는지 판별할 수 있는 여러 증상은 어떤 것이 있을까요? 그러기 위해서는 평소 아이를 잘 관찰해야 합니다. 성폭력을 당한 아이는 꼭 말을 하지 않아도 몸과 마음으로 여러 증상을 보이게 되므로 그 증상을 잘 포착하셔야 합니다. 아이가 다음과 같은 반응을 보일 때는 아동의 성폭력 여부를 의심해 보는 것이 좋습니다.

성폭행 피해 여부를 판별할 수 있는 증상

1. 성폭력을 당한 아이는 불안과 공포에 시달립니다. 집 밖에 나가지 않으려 하고 낯선 사람에게 적대감을 느낍니다. 대인공포증에 시달리거나 잠자는 것을 두려워할 뿐만 아니라 잘 때도 불을 켜 놓으려고 하고 밤에 놀라 자주 깨거나 다 큰 아이가 갑자기 잠자리에 오줌을 싸기도 하고 손가락을 빠는 행동을 보입니다.

2. 아이가 평소에 잘 다니던 학원이나 학교에 가기 싫어합니다.

3. 평소 친하게 지내던 사람을 이유 없이 피하거나 두려워하기도 하고 식욕감퇴 등 우울증으로 의심할 수 있는 모습이 나타납니다.

4. 아이 몸에 원인 모를 상처, 특히 생식기 부위에서 상처가 발견될 경우, 입의 상처도 있을 수 있습니다.

5. 성행위를 묘사하는 놀이나 행동을 하기도 합니다. (예를 들어 인형을 상대로 성관계 흉내를 내거나 성기에서 정액이 나오는 모습을 그린다거나 하는 행동. 하지만 아이가 성교육을 받아서 그러한 행동을 할 수도 있음)

6. 때로는 성적인 호기심이 많아지고 성과 관련된 말을 계속하기도 합니다.

7. 일상생활 전반이 위축되어 자신감을 상실하고 우울증에 시달리며 이런 상태가 지속되면 자살까지 이어질 수 있습니다.

8. 사람에 대한 불신감이 커집니다. 어른에 대해, 혹은 아는 사람에 대한 신뢰감이 깨졌기 때문에 그에 따른 분노와 적대감이 파괴적이고 반항적인 행동으로 나타나는 경우가 있습니다. 분노의 대상은 가해자이지만 자신을 성폭력에서 보호하지 못한 가족, 이웃, 친구, 선생님에게도 분노와 적대감이 생기기도 합니다.

9. 장기적인 후유증으로는, 자포자기하여 문란한 성관계를 가질 수도 있습니다.

아이가 성폭력으로 인해 고통을 받고 있으면 죄책감과 자책감에서 벗어나도록 해 주어야 합니다. 성폭력 자체는 아무것도 아니라는 것을 인식시키고 사람과 현실에 대한 신뢰감을 회복시켜 줍니다. 우울증, 죄의식에서 벗어나게 하려고 부모나 선생님, 주변 사람들이 노력해야 합니다.

성폭력으로 고통받는 아이들을 위해 어떻게 지도해야 할까요?

첫째, 아이를 따뜻하게 감싸 주어야 합니다.

아이를 꾸중하거나 마치 아이의 인생이 끝난 것처럼 괴로워하는 모습을 아이 앞에서 보이지 않도록 해야 합니다. 성폭력은 아이의 잘못으로 인해 일어난 것이 아닙니다. 막막한 마음에 아이를 야단칠 수 있지만 그렇게 되면 오히려 자기가 잘못을 저질렀다는 생각에 빠져 사실을 털어놓은 이후 더 많은 죄책감에 시달릴 수 있기 때문입니다. 아이가 어떠한 이야기를 하더라도 아이를 탓하지 말고 잘 들어 주며 공감을 표하며 아이가 안심할 수 있도록 따뜻하게 감싸 주는 부모의 태도가 필요합니다. 특히 과도한 반응은 아이를 불안하게 만듭니다. 내 아이가 성폭력 피해를 당했다면 놀라지 않을 부모는 없을 것입니다. 하지만 부모가 과도하게 감정을 드러내면 피해 아동은 자신이 잘못했다고 생각하게 되고 이제는 말하지 않고 숨기거나 거짓을 말하는 수도 있기 때문입니다.

지혜로운 교육자라면 가능한 한 침착하게 상처받은 아이를 감싸고 아이가 편안한 마음으로 충분하게 말할 수 있도록 해야 합니다. 성폭력 증상이 의심되더라도 아이를 다그치지 말고, 놀라거나 당황해서도 안 됩니다. 누구보다 아이 본인이 가장 불안한 상태임을 알아야겠습니다.

둘째, 야단은 절대 안 됩니다.

성폭력 당시 무서워서 도망치거나 소리를 질러서 자기방어를 못 했다고 지책할 수 있습니다. 아이가 죄의식, 죄책감 등의 감정에서 벗어나도록 도우며 사고 당시 아이가 취한 행동을 긍정적으로 인정해 주어야 합니다. "너는 어쩔 수가 없었어!", "너는 아무 잘못도 없어" 등 아이에게는 잘못이 없었음을 말해 줘야 합니다.

셋째, 말로는 그들이 협박했더라도 실제로는 겁이 많아 그런 행동을 못한다고 안심시켜 주는 것이 좋습니다. 만약 그 사람을 또 만났을 때는 무조건 피하지 말고 주위 사람들의 도움을 요청하거나 경찰서에 신고하도록 교육합니다.

넷째, 지나치게 구체적으로 묻지 않습니다.
"오빠가 화장실로 가자고 했니?" 등과 같이 피해를 당한 아동에게 지나치게 상세히 물을 때에 아동은 기억나지 않은 부분이나 말하기 힘든 부분에 대해서 얼버무리거나 거짓으로 대답을 할 수 있습니다. 가해자나 피해 장소 등을 떠올리게 하는 자극적인 질문이나 반복적인 질문은 삼가는 것이 좋습니다. 아동의 혼란스러운 기분을 충분히 안정시킨 뒤 편안하게 이야기할 수 있도록 기다립니다.

다섯째, 가능한 한 빨리 일상으로 복귀하도록 돕습니다.
사건을 부각하기보다는 피해 아동이 가능한 한 빨리 일상생활로 돌아갈 수 있도록 격려해 주며 보듬어 주시는 것이 좋습니다.

넷째, 약물 투여를 통해 정서 심리 불안, 불면, 악몽 증상을 완화해 주

는 것도 좋습니다.

필요하다면 전문 기관과 변호사의 도움을 받으며 사건을 진행하는 것이 좋으며 신체적, 정신적 치료를 병행하는 것이 좋습니다.

성폭력 피해 인지 후 어떻게 대처해야 할까요?

무엇보다 가장 중요한 것은 아이가 성폭력 피해를 당하였다면 부모님이 많이 놀라시리라 생각합니다. 우리 아이에게 그런 일이 일어났다고 믿고 싶지 않겠지요? 하지만 부모들이나 교육자들은 당황하지 않고 신중하게 대처하는 것이 필요합니다.

부모나 교사의 태도가 아동의 회복과 후유증을 최소화하는 데 중요함을 알고 침착한 태도로 학교와 협력하고 지지 체계를 유지해 전문기관의 의료와 상담, 법률적 지원을 받도록 합니다.

성폭력은 범죄 행위이기 때문에 2차 피해를 예방하고 재범 방지를 위해 아래와 같이 노력합시다.

첫째, 성폭력 피해를 인지 즉시 112, 1366에 신고하여야 합니다.

둘째, 가까운 전문기관(해바라기센터 등)의 지원을 받아 성폭력 증거를 채취하고 의료적 지원을 받아야 합니다. 해바라기센터는 성폭력 피해

자. 성매매 피해자, 가정폭력 피해자를 위해 만들어진 기구입니다. 전국에 설치되어 있습니다. 24시간 의료적 지원과 함께 법적 지원까지 하고 있습니다. 중요한 증거 내용이나 물품들을 확보하는 것이 좋습니다. 아이가 입고 있었던 옷, 가해자의 지문이나 타액이 묻었을 장난감 등을 모두 챙겨 상담센터(해바라기센터)로 가는 것이 좋습니다. 24시간 이내에 가져가는 것이 좋고 늦어도 72시간이 넘지 않으면 좋습니다. 그리고 요즘에는 여러 곳에 CCTV가 설치되어 있어 빠르게 CCTV 영상들을 확보 요청하는 것도 좋습니다. 법적인 조치를 하려면 증거가 필요한데요. 성폭력 사건에서 증거 확보는 시간을 다투는 일이기 때문에 아이가 성폭력을 당했다는 사실이 놀랍고 당황스럽겠지만 냉정을 되찾아 중요한 증거가 될 수 있는 정액, 혈흔이 남아 있는 속옷 등을 챙겨야 합니다. 신고를 망설여지는 경우는 성폭력 상담소나 여성 긴급전화에 연락해서 상담해 보는 것도 좋습니다.

셋째, 학교와 긴밀한 지지 체계를 유지하는 것이 좋습니다.
학교에서 먼저 인지한 경우는 인지한 교사가 부모에게 알리고 수사기관에 신고합니다. 이때 피해 아동의 사생활 보호를 위해 비밀누설의 금지의무를 다해야 합니다. 부모가 인지하고 신고하였을 때 담임교사 연락하여 피해 아동에 대한 보호 및 지원을 받을 수 있도록 합니다.

넷째, 심리치료 지원을 받는 것이 좋습니다.
가까운 성폭력 상담소, 소아정신과 전문의, 전문 심리 상담가의 도움을 받아 아동의 심리적인 상태를 면담과 행동 관찰, 평가지 등을 통해 이해하도록 하며 아동의 심리적인 상처를 치료하는 방법과 추후 발생할 수 있는 2차 피해를 방지하기 위해 전문가의 도움을 받습니다.

아이들이 자신을 지키는 힘을 길러 주는 건 생각처럼 어렵지 않을 수도 있습니다. 평소 독립적인 판단 능력을 키울 수 있도록 하며, 아이들의 인권을 존중해 주어야 합니다. 아이에게 필요하고 바람직한 행동을 가르치는 것도 중요하지만 위험을 예측하고 위험한 상황에 대처할 수 있는 능력을 키워 주는 것도 중요함을 잊지 말아야겠습니다.

Check Point 성폭력으로 고통받는 아이 지도요령

- 아이를 따뜻하게 감싸도록 한다.
- 아이를 야단치지 않는다.
- 전문기관(해바라기센터 등)의 지원을 받아 성폭력 증거를 채취하고 의료적 지원을 받도록 한다.
- 학교와 친밀한 지지체계를 유지하도록 한다.
- 심리치료(성폭력 상담소, 소아과 전문의, 전문심리상담가 등)지원을 받도록 한다.

3
친구로부터 성폭력 피해를 당하였어요. 어떻게 대처해야 할까요?

 "'가해자인 6살 남아는 친구인 피해 여아의 성기와 항문에 손가락을 넣는 등의 방법으로 6개월 동안 추행하였다'라는 뉴스를 보고 놀랐습니다. 심지어 남아는 여아를 CCTV 사각지대로 데려가서 망까지 보게 했습니다."

어떻게 된 것일까요?

뉴스에 보도되었다고 해서 그것이 의심의 여지가 없이 사실이라고 확정할 수는 없습니다. 그러나 만약 이게 사실이라면 어떤 지도를 해야 할까요?

학교에서는 흔히 장난처럼 친구들에게 치마 올리기, 바지 내리기, 가슴 만지고 도망가기, 화장실 엿보기, 똥침 하기, 야한 사진 또는 글 등을 스마트폰으로 전송하기 등의 행동으로 문제가 되는 경우를 볼 수 있습니다. 학교폭력으로 신고되는 경우가 있습니다. 주의하여야 합니다. 아무리 장난이라도 상대방이 성적 수치심을 느꼈다면 성폭력이라고 볼 수 있습니다. 특히 가정에서는 자녀들에게 이러한 행동에 대해 지도하여 성폭력 가해자가 되지 않도록 해야 합니다.

단호한 거부 방법을 알려 주세요.

친구로부터 성폭력을 당하지 않으려면 예방적으로 자신의 감정을 정확하게 표현할 수 있어야 합니다. 자기 몸에 대해서는 "안 돼", "싫어"라고 적극적으로 자신의 의사를 표현하도록 지도하여야 합니다. 그리고 아무리 친구 사이에도 지켜야 하는 예절이 있어요. 그 예절도 교육해 주세요. 더욱이 옷을 함부로 벗기거나, 치마 등을 들추는 행위는 잘못된 행동이며, 내가 좋아서 하는 행동일지라도 친구가 싫어할 수 있다는 것을 알아야 합니다. 상대방이 싫다고 할 때는 그 행동을 즉시 멈추고 사과하는 태도와 함께 다른 사람의 감정을 이해하고 존중하는 태도를 가르칩니다.

사례의 가해 학생은 민사상·형사상 어떠한 책임도 지지 않습니다. 형법상 형사미성년자이자 민법상 책임능력 없는 미성년자이기 때문이지요. 그러나 남아의 부모는 아이 보호자로서 그 책임을 면할 수 없습니다. 그러므로 피해자 여아와 여아의 부모에게 모든 영역에서 발생한 손해에 대해 합당한 배상을 해야 할 것입니다.

아동 간 성폭력이 어린아이기에 부모의 민사상 책임만으로 해결될 수 있는 문제일까요? 그렇다고 해서 분별력이 확립되지도 않은 어린이를 형사 처벌하기도 어렵습니다. 16세 미만인 아동 상호 간 성폭력은 청소년이나 성인 가해자에 의한 성폭력과 달리, 가해 아동을 법적으로 처벌할 수 없고(10세 이상은 보호처분 가능), 처벌보다는 치료와 교육이 필요합니다.

물론 법적인 처벌 대상이 아니라고 하여 아무런 조처를 하지 않고 방치하거나 가해 아동의 부모가 잘못된 자녀 사랑으로 인해 오히려 두둔하고 보호할 때, 가해 아동은 인지와 정서, 행동 발달에 회복할 수 없는 문제를 초래하게 되며 피해 아동과 부모에게는 커다란 상실감과 무력감, 사회에 대한 불신 등 심각한 부작용을 남기게 됩니다. 가해 아동 역시 아이의 미래를 위해 상담 치료를 받아야 합니다.

> **Check Point 또래 성폭력 예방 및 대처방법 지도**
> - 아무리 장난이라도 상대방이 성적 수치심을 느꼈다면 성폭력이 될 수 있다.
> - 친한 친구 사이에도 지켜야 할 예절이 있음을 교육한다.
> - 다른 사람의 감정을 이해하고 존중하는 태도를 가르친다.
> - 상대방이 싫다고 할 때는 그 행동을 즉시 멈추고 사과하는 태도를 가진다.
> - 가해 아동 역시 아이의 미래를 위해 상담 치료를 받아야 한다.

4
성폭력 범죄 가해자로 지목되었어요. 어떻게 대처해야 할까요?

 "미성년자 여학생과 남학생이 교제하던 중이었습니다. 남학생은 합의하라는 인식을 하고 성관계를 했는데 어느 날 강간, 강제추행의 가해자로 지목이 되었습니다."

 부모들이 사춘기 청소년을 감독하는 것은 어렵습니다. 그러나 부모로서 마땅히 해야 할 의무이므로 필요할 때 그 책임을 물을 수 있습니다. 가정에서 동의에 대한 교육이 필요합니다. 동의에 대해 이해하는 것이 매우 중요합니다. 예를 들어 아무리 가까운 어른이라고 하더라도 나의 동의 없이 단지 '예쁘다'라며 몸을 쓰다듬고 뽀뽀를 하도록 허락해서는 안 된다는 것을 생활 속에서 가르쳐 줘야 합니다. 부모들도 아이에게 사랑을 표현하는 것이 당연하게 여겨지는 한국 사회에서는 '별나다'라는 눈총을 받을 수도 있지만 '동의'에 대해 제대로 인지하지 않는다면 성범죄가 될 수 있습니다.

성에 대해 공포 분위기로 성폭력 심각성을 설명하기보다는 동의와 경계 존중으로 관계를 소중히 생각하고 안전하게 관계 맺는 법을 알려 줍니다. 성폭력 하면 먼저 물리적 폭력을 떠올리는데 가볍게 여기는 '얼평', '몸평' 등과 같이 말과 태도 등도 성폭력이 될 수 있습니다. 또한 '불법 촬영', '불법 유포', '불법다운로드' 등의 디지털 성폭력의 심각성을 알려 주어 친구에게 지켜야 할 기본적인 예절임을 가르쳐야 합니다.

또한 동의, 경계 존중 교육은 가정에서 자연스럽게 부모부터 생활 속에서 녹아나도록 모범을 보여야 합니다. 예를 들면 자녀에게 동의를 구하고 가족 일정을 잡는 것에서부터 시작하여 옷을 입을 때도 자녀의 취향을 존중하는 것이 좋습니다. 이유는 경계를 존중받는 아이들이 타인의 경계를 존중할 수 있는 사람이 될 수 있기 때문입니다. **'동의'**를 구한다는 것은, 상대방의 의사를 존중한다는 얘기이니까 매우 중요한 문제입니다.

또한 **'동의'하지 않을 수 없는 상황에 대해 인식하는 것도 중요합니다. 성 착취 영상물 사건에서처럼 협박 때문에 강제된 동의는 진짜 동의가 아니라는 사실도 중요합니다.**

보통 아동·청소년 대상 성범죄의 상당수는 친족 관계에서 일어나는 경우도 많습니다. 무엇이 성폭력인지 어렸을 때부터 제대로 가르쳐야 합니다. 성폭력의 책임은 가해자에게 있습니다. 가해 행동을 하지 않으면 폭력은 일어나지 않으니까요.

만약 아이가 가해자로 지목되었다면 부모님께서는 절대로 인정하고 싶지 않고 당황스럽지만 내 아이는 예외라는 생각보다 상황을 받아들이고 상황을 파악하여야 합니다. 내 아이가 가해자로 지목되었다면 기회를 놓치지 말고 제대로 교육의 기회로 삼아야 하겠습니다.

성폭력 범죄, 가해자로 지목되었어요. 어떻게 대처해야 할까요?

첫째, 침착하게 사실관계를 확인하는 것이 중요합니다. 내 아이가 피해 아이에게 어떤 가해를 했는지에 대해 아이와 주변인들의 이야기를 들어보고 다음 단계에 대비해야 합니다. 학교와 수사기관에 적극적으로 참여하며 피해자와 상대 가족들에게 2차 가해가 되지 않도록 주의를 해야 합니다.

둘째, 사실관계가 확인되고 가해 사항이 확인된다면 진심으로 피해자에 사과해야 합니다. 부모가 이 사태를 심각하게 받아들이고 문제해결을 위해 최선을 다해 노력할 것이라는 신뢰를 주어야 학교나 경찰서에서도 가해자 학생 부모의 힘든 마음을 공감하고 좋은 대안을 내놓을 수 있습니다.

이심전심으로 피해자 아이와 가족들의 마음을 조금이라도 이해하고 공감하며 진정성을 가지고 피해자를 만나 제대로 된 사과를 해야 합니다. 우선 이 상황을 모면하고 싶은 마음으로 접근하여서는 안 됩니다. 사과하러 가기 전에 학생에게 사과하는 방법을 충분히 연습하게 합니다. 사과할 줄 모르는 아이들이 의외로 많습니다. 더욱이 수치스러움과 당황스러운 기분에 마음에도 없는 말들을 하여 사태를 악화시키는 일도 있습니다.

셋째, 재발 방지를 위한 대책이 필요합니다. 가해 학생이 다시는 이와 같은 일이 반복되지 않도록 지도해야 합니다. 이러한 일이 반복되지 않기 위해서는 한 번의 실수부터 배움을 얻는 기회로 삼아야겠습니다. 잘못된 행동의 결과를 아이가 책임지게 된다는 것을 깨달아야 합니다.

도덕성과 성 개념이 형성되는 청소년기에 성 가치관을 재정립하고 생활 속에서 먼저 존중 교육이 잘 되고 있는지 점검해 보아야 합니다. 평소 경계선을 넘어설 때는 동의가 꼭 필요하며 동의가 없을 시는 존중을 강조하는 교육이 필요합니다.

> **Check Point 성범죄 가해자가 되지 않는 방법**
> - 가정에서 동의에 대한 이해와 교육이 필요하다.
> - 가볍게 여기는 얼평, 몸평 등과 같은 말과 태도 등도 성폭력이 될 수 있으며 불법 촬영, 불법 유포 등은 디지털 성폭력이 될 수 있다.
> - 사실관계가 확인되고 가해 사항이 확인된다면 진심으로 피해자에 사과한다.
> - 다시는 같은 일이 반복되지 않도록 지도한다.

5
디지털시대, '미디어 리터러시' 교육, 어떻게 지도해야 할까요?

"6살 딸아이가 가끔 유튜브를 보고 게임도 합니다. 유아들이 보는 내용이지만, 호기심에 이곳저곳을 눌러 보는 건 아닌지 걱정입니다."

우리 사회는 디지털 세상 속에 살고 있고 더 많은 경로를 통해 미디어를 경험합니다. 미디어를 접하는 연령대는 점차 낮아지고 이용 시간은 증가하고 있습니다. 한국언론진흥재단(2020년)의 어린이 미디어 이용 조사에 따르면 어린이의 하루 평균 미디어 이용 시간은 4시간 45분, 이용하는 미디어 유형은 텔레비전, 스마트폰, 태블릿 PC 등 다양해진 것을 확인하실 수 있습니다.

스마트기기가 대중화되면서 어른들조차도 여가 시간, 자투리 시간 등을 스마트기기와 함께 보내는 시간이 늘어나고 있습니다. 특히 아이들에겐 미디어는 삶 그 자체이며, 이미 어린이와 청소년들은 간단한 미디어 제작 기술은 습득하고 있고, 미디어를 그들의 삶의 공간으로 인식하고 있습니다. 이처럼 스마트기기를 활용하여 과자를 먹듯 짧은 시간에 웹이나 영상 콘텐츠를 즐기는 것들을 스낵컬처(Snack Culture)라고 합니다. 즉 시간과 장소에 구애받지 않고 즐길 수 있는 스낵처럼, 간편하게 문화생활을 즐기는 생활 방식의 문화 트렌드입니다.

아이가 유튜브에서 폭력적인 영상을 보는 것을 발견했다면, 처음에는 당황스러우실 수 있지만, 그때가 '미디어 리터러시(Media Literacy) 교육'을 하기 좋은 기회가 될 수 있습니다.

그럼 '미디어 리터러시(Media Literacy)'란? 무엇일까요? **미디어 리터러시(Media Literacy)**'는 다양한 매체를 이해할 수 있는 능력, 즉 다양한 형태의 메시지를 분석하고 평가하고 의사소통할 수 있는 능력입니다. 내가 보고 있는 영상이 보아도 괜찮은지?, 나에게 어떤 영향을 끼치는지?를 알고 활용할 수 있어야 합니다. 미디어 환경에서 나의 권리를 보호하고 타인의 권리를 침해하지 않는 선에서 건강하고 즐겁게 활동하기 위해서는 꼭 필요합니다.

이 어려운 능력을 우리 아이들이 가지기에는 너무 힘들겠지요? 그래서 어른들인 부모나 선생님들이 관심을 가지고 아이들이 이러한 미디어에 올바르게 대처하도록 교육을 해야 합니다. 물론 쉬운 것은 아닙니다.

우리 학교 학생들도 유튜브를 제작하고 있으며, 미디어 제작 기술이 선생님들보다 뛰어난 학생들도 많습니다. 사용하지 못하게 할 수 있는 시대는 아닙니다. 필요한 기술들을 올바르게 사용하도록 지도가 필요한 시대입니다.

경제협력개발기구가 〈국제학업성취도평가(PISA) 21세기 독자: 디지털 세상에서의 문해력 개발〉 보고서(2021. 4월)에서 한국의 만 15세 학생들은 사기성 전자우편(피싱 메일)을 식별하는 역량 평가에서 OECD 국가 중 가장 낮은 수준을 기록했습니다. 또한 한국 청소년들은 국제학업성취도평가(PISA)에서 디지털 정보 문해력(디지털 리터러시)인 정보의 신뢰성을 평가하는 테스트에서 최하위 집단으로 나타났습니다.

무차별로 쏟아지는 미디어 속에는 인간관계에 영향을 주는 친밀감, 감정과 같은 화학작용이 없습니다. 그로 인해 대부분 성폭력이나 성 착취를 일상의 즐거운 놀이 문화로 여기는데, 이는 디지털 공간 속 성범죄이지만 범죄라고 생각하지 않을 수도 있습니다. 그로 인해 디지털 성범죄도 생깁니다.

성교육은 관계 교육입니다. 상대방을 존중하고 배려하는 그러한 인간관계를 형성해 올바른 성 가치관을 길러야 합니다. 나날이 심각성을 더하고 있는 디지털 성범죄를 예방하고 대처를 위해서도 미디어 리터러시 교육으로 미디어의 정보를 비판적으로 이해하고 활용할 수 있는 능력 향상이 꼭 필요합니다.

과거에는 미디어 교육 프로그램은 주어진 정보를 정확히 찾아내고 각종 문서를 만드는 것, 컴퓨터 활용 능력을 키우는 등의 활동이 대부분이었습니다. 이제는 시대가 달라졌습니다. 디지털 공간에서 사용자가 필요로 하는 정보를 제공하는 수동적 역할에서 직접 정보를 생산하고 먼저 제공하는 능동적인 역할로 변화되었습니다.

우리는 디지털 공간에서 건강하게 소통하고, 정확하고 바른 정보를 얻는, 디지털 공간의 건강하고 윤리적인 시민으로 성장하기 위해서는, 미디어를 분별하는 능력을 키우는 것이 필수적이라고 할 수 있습니다.
우리가 경험하는 콘텐츠는 점점 더 다양해지고, 새로운 플랫폼이 계속하여 생겨나고 있어서 어려서부터 알맞은 미디어 콘텐츠를 고르고, 비판적으로 수용하는 능력을 키우는 것이 더욱 중요해졌습니다.

'미디어 리터러시 교육'의 주요 사항을 알아봅시다.

첫째, 연령에 알맞은 디지털 환경에서 활동하도록 지도합니다.
나이에 알맞은 디지털 환경에 있는지 살펴보아야 합니다. 아이들이 선정적이고, 보편적인 도덕규범에 어긋나는 콘텐츠에 노출되지 않도록 유의해야 합니다. 요즘 대부분 스마트폰이나, 유튜브 같은 포털 서비스에는 키즈용 서비스를 따로 제공하고 있습니다. 시스템이 이를 원천 차단

하는 경우가 가장 좋지만, 만약 어떤 착오나 실수로 인해 아이들이 선정적인 정보를 접하게 되었다면 그 이후 부모님의 대처가 매우 중요하다고 생각합니다.

선정적인 영상들을 볼 때 그저 '잘못된 것'이니 '당장' 끄라고 하는 것보다 왜, 무엇이 잘못되었는지에 대해 천천히 대화를 나눠 보는 것입니다. 예를 들면 "누군가 고통을 받는 것을 보고 즐기는 것은 옳지 않다", "~한 의미가 있지만 아직은 이해하기 어려운 부분이니 나중에 더 성장해서 보도록 하자"와 같은 대화를 나눌 수 있을 것으로 생각합니다. '왜' 안 되는지에 대해 충분히 설명하고 이해할 수 있도록 한다면, 아이들이 스스로 나이에 알맞은 콘텐츠를 찾아 즐길 수 있을 것입니다.

둘째, 건강하고 올바른 정보를 분별하고 취득하는 능력을 기르도록 합니다.

우리 사회의 심각한 문제 중 하나로 '가짜 뉴스'가 지목된 바 있습니다. 가짜 뉴스는 공식적인 언론이나 정보원의 모습을 하고 사실과 거짓을 모호하게 뒤섞어 그것이 진실인 양 가장하는 뉴스를 의미합니다. 특별한 의도로 만들어진 가짜 뉴스의 경우, 해당 분야의 전문가가 아니라면 성인도 사실과 거짓을 분별하기가 어려운 것이 사실입니다. 일상에서 접하는 블로그 글, 기사 등을 소재로 하여 사실과 의견을 분류해 보도록 합시다.

셋째, 정보 생산자의 책임과 권리, 의무교육이 필요합니다.

디지털 공간에서 가장 많은 시간을 보내는 공간은 '유튜브'입니다. 초등학교에서도 스스로 영상 콘텐츠를 만들고 올리는 학생들을 많이 있습니다. 현재 디지털 공간의 또 다른 중요한 특징은 누구나 정보를 생산할 수 있다는 것입니다.

'미디어 리터러시' 교육은 정보를 읽고 해석하는 능력과 더불어 '수용자'와 정보 '생산자'의 책임과 권리의 교육도 필요합니다. 유튜브뿐만 아니라 '네이버 지식 IN'에 답글을 다는 것, 블로그에 글을 쓰거나 신문 기사에 댓글 다는 것 등 모두 디지털 공간에 새로운 정보를 더하는 것이기 때문입니다.

디지털 공간의 성숙한 시민이 되기 위해서는 아무리 익명의 공간이라도 "자신의 이름으로 책임질 수 있는 말"을 해야 하며, 구독 수를 늘리기 위해서 거짓 정보나 부당한 의견을 남기지 않아야겠습니다.

Check Point '미디어 리터러시' 교육 지도요령

- 미디어 속 환경에서는 나의 권리를 보호하고 타인의 권리를 침해하지 않도록 한다.
- 근거와 주장의 타당성을 따져 보고 미디어를 보도록 지도한다.
- 연령에 알맞은 디지털 환경에서 미디어를 활용하도록 지도한다.
- 건강하고 올바른 정보를 분별하고 취득하는 능력을 기르도록 돕는다.
- 생산자의 책임과 권리, 의무에 대한 교육이 필요하다.
- 자신의 이름으로 책임질 수 있는 말을 해야 하며, 거짓 정보나 부당한 의견을 남기지 않도록 한다.

6
장난삼아 사진 한 장 보냈는데, 디지털 성범죄라고요?

"5학년 학생들이 학급 단톡방에서 친구들과 음란물을 공유하면서 장난이나 놀이로 생각하고 있어서 깜짝 놀랐어요. 이러한 것들이 모두 음란물 유포죄에 해당하는 디지털 성범죄인 것을 모르고 한 행동인 거죠. 그래서 경찰서에 신고도 하고, 상담도 하였습니다. 어떻게 교육을 하면 좋을까요?"

채팅 앱을 통해 상대로부터 전송받은 남성 성기 사진을 한 학생이 학급 단체 카카오톡 방에 올리고, 남, 여학생들이 함께 보게 되었는데 한 학생과 상담 중에 알게 되었어요. 어떤 학생들은 놀라서 단톡을 퇴장한 학생도 있었고, 어떤 학생은 내려받아 다른 친구에게 보내기도 하였고, 특히 한 남학생은 여학생들에게 구경하라고 카톡 초대를 한 사건이었습니다.

아동이나 청소년과 사전의 친밀한 관계를 형성한 후 성적 착취를 목적으로 하는 수단을 '그루밍'이라고 말합니다. 사전적인 의미로 몸을 치장하는 일을 이르는 말. 화장이나 손톱 손질, 털 손질 따위로 몸을 관리하는 것을 말한다. 아동·청소년에 대한 성범죄 예비 행위를 말합니다.

텔레그램 성 착취 사건(N번방 사건)은 사회적으로 논쟁거리가 된 디지털 성범죄로 이에 '디지털 그루밍'으로 미성년자를 유인했음을 알 수 있습니다.

'그루밍(Grooming)'이란 '다듬다, 길들이다'라는 뜻으로 사전에 피해자와 신뢰 관계를 형성해 성적 학대가 쉽게 이뤄지도록 만들고 학대가 시작된 뒤에는 이를 은폐하기 위해 하는 행위를 의미합니다. 주로 취약한 환경에 놓인 아동이나 청소년에게 접근해 신뢰를 얻은 다음 성적 학대를 시작하며, 이후로는 회유나 협박을 통해 폭로를 막는 방식으로 진행됩니다. 특히 그루밍은 아동·청소년 대상인 성폭력에서 주로 나타나는 수법으로 성적 착취가 일어나기 전에 피해자와 신뢰와 지배의 관계를 형성한다는 점에서 피해자는 심각한 피해를 볼 수 있습니다.

아동·청소년 피해자가 자신의 피해 사실을 알지 못하거나 두려움으로 인해 피해가 오랜 시간 지속될 수 있기 때문이죠. 그러나 현행법상 관련 법규가 미비해 대책 마련이 필요하다는 비판이 있습니다.

'디지털 그루밍'은 피해자에게 친근하게 접근하여 범죄 행위를 당하는지 모르게 점점 그 강도를 높여서 성 착취를 하는 행위를 말합니다. SNS 관계에서 처음에는 친근하게 다가오지만, 성적인 농담을 점점 늘려서 언어 폭행을 자연스러운 것으로 받아들이도록 하는 것입니다. 텔레그램 성 착취 사건(N번방 착취 사건)도 처음부터 성 착취를 한 것이 아니지요. 처음에는 '고수익 알바'라고 접근을 합니다. 그리고 '노출 사진'을 받으면 실제로 알바 비용을 줍니다. 그리고는 '노출 사진'을 가지고 협박을 해서, 성 착취를 하기 시작합니다. 친근하게 접근하여 덫에 걸리는 것인지도 모르게 성폭행을 가하는 수법이라는 점에서 디지털 그루밍 성범죄라고 합니다.

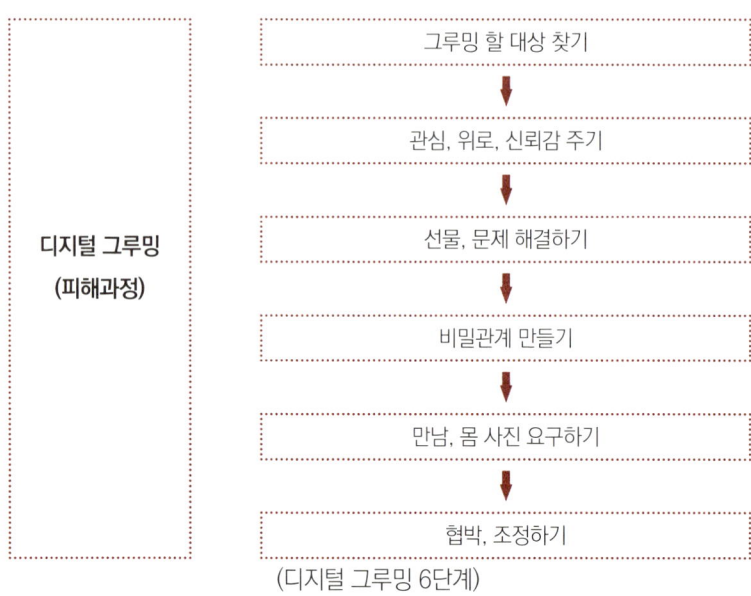

(디지털 그루밍 6단계)

그루밍 성범죄의 경우에는 성에 대한 인식이 아직 부족한 청소년에게서 피해가 주로 발생하고 있으며 그루밍 성폭행의 경우에는 성관계를 시도할 때 확실한 거부 의사를 하지 못해 법적으로 판단할 때 애매한 부분들이 생기기도 합니다. 하지만 어떻게 대응해야 할지 몰라 제대로 된 상담조차 받지 못하는 경우가 많은데 만약 그루밍 성폭행 피해를 보게 되셨다면 혼자 고민하기보다는 전문가 상담을 받도록 합니다.

디지털 성범죄는 카메라나 인터넷과 같은 디지털기기를 이용하여 타인의 동의 없이 신체를 불법 촬영하여 저장, 유포, 협박, 전시 판매하는 등의 온라인 환경, 미디어, SNS 등에서의 모든 성적 괴롭힘을 말합니다.

디지털 성범죄 유형은 아래 그림과 같습니다.

불법 촬영	유포·재유포	유포 협박
· 신체 일부, 성관계 장면을 의사에 반하여 촬영 · 지하철, 화장실 등 공공장소에 카메라를 설치하여 촬영	· 성적 촬영물 성인사이트, 소셜미디어 등에 게시 · 지인에게 제공, 공유 · 촬영 동의 여부와 관계없이 당사자의 의사에 반하여 유포	· 성적 촬영물을 주변인에게 유포하겠다고 협박 · 협박을 빌미로 성행위, 추가 촬영 등 강요
합성, 제작, 유포	소지, 구입, 저장	사이버 공간 내 성적 괴롭힘
· 딥페이크 등 · 얼굴, 신체 이미지 또는 음성을 성적으로 합성·편집·가공	· 불법 촬영, 유포 물, 아동·청소년 성 착취물 소지, 구입, 저장, 시청	· 디지털 성범죄 피해자의 신상 정보 등을 공개적으로 유포 · 성적 명예훼손 및 모욕

(디지털 성범죄 유형)

예전 초등학생 사이에서 엄마의 모습을 몰래 촬영한 뒤 인터넷에 올리는 행동이 유행처럼 퍼져 문제가 된 적이 있었습니다. 한 유튜버가 자신의 엄마가 놀라는 모습을 올리거나, 엄마가 화장하는 모습 등을 찍어 올렸습니다. 일부 학생들이 놀이 문화로 여기는 때도 있었습니다. 이 사건은 다행히 부모님이 발견 즉시 삭제했지만, 학생은 대부분 왜 잘못한 것인지 모릅니다. 이러한 위험한 것들을 '장난이나 놀이'로 생각하면 큰일이 납니다. 소중한 몸을 허락 없이 촬영하는 것은 범죄이기 때문입니다. 바로 디지털 성범죄가 됩니다.

우리 사회가 디지털 성범죄의 심각성을 인지하게 된 계기는 미성년자 성 착취물을 유포한 N번방 사건이 터지면서 관심이 높아지기 시작했습니다. 가해자들의 상당수가 10대 등 미성년자인 것으로 드러났고, 경찰청에 따르면 검거된 N번방 등 디지털 성범죄 관련 피의자 가운데 10대가 전체의 약 30%를 차지하고 있었습니다. 이 중에는 범행 당시 초등학생이었던 12세 중학생도 포함되었다고 합니다. 일명 N번방 사건은 미성년자를 강제로 촬영한 성 착취물입니다.

우리는 모두 이 사건을 보고 경악을 금치 못했습니다. 가해자도 피해자도 10대 청소년들입니다. 우리는 성 인권 수업 시간에 우리들의 생각을 공유해 보았습니다. 학생들은 구역질 난다, 토 나온다, 무섭고, 눈물이 난다는 반응이었습니다. 하지만 판결은 고작 1년 정도였습니다. 가해자가 피눈물 나게 만든 피해자를 생각하면 가슴이 아픕니다. 그로 인해 그 어느 때보다 '아동·청소년 이용 성 착취물' 또는 '불법적인 성 착취 영상' 등에 대한 엄벌을 요구하는 사회 분위기에 힘입어 디지털 성범죄의 처벌을 강화하기 위하여 성폭력처벌법을 개정(2020.5.19)하였습니다. 이것은 '불법 성적 촬영물' 등을 구매하였거나, 가지고 있거나, 저장하였을 경우, 시청하였을 경우와 '아동·청소년 성 착취물'을 구매하거나 '아동·청소년 성 착취물'임을 알면서 소지하고 있거나, 보았을 때 처벌될 수 있습니다.

♣ 디지털 성범죄 예방을 위해 점검해 봅시다.

1. 개인정보는 나의 전 재산입니다. 낯선 사람에게 사진과 개인정보를 공유하지 않도록 합니다.
2. 검증되지 않는 파일은 설치하지 않습니다.
3. 성별이나 나이가 드러나는 아이디는 사용하지 않도록 합니다.
4. 무분별한 친구추가는 하지 않습니다.
5. 사이버 공간은 모든 기록이 남는 공간으로 자기 몸을 찍어 올리거나 전송하여서는 안 됩니다.
6. 성적인 글에는 반응하지 않습니다.
7. 채팅에서 알게 된 사람을 만나는 것은 위험합니다.
8. 돈이나 물건, 소비의 유혹을 물리치는 방법을 생각해 봅니다.
9. 조건만남, 성매매 위험성 있는 앱을 주의하며 돈을 주고 성매매를 요구하는 사람은 신고합니다(112, 경찰청 117).
10. 이유 없는 친절(용돈, 문화상품권, 게임 아이템 대가를 주려는 사람)에는 '왜?'라는 의문을 가져봅시다.

한번 유포된 영상물은 삭제하여도 잠시 사라질 뿐 또다시 유포될 가능성이 매우 큽니다. 그러다 보니 피해자는 얼굴이 노출되어 영원히 유포를 막을 수 없을 거로 생각하고 우울증으로 평생을 힘들게 지낼 수도 있고, 또한 자살을 생각하게 되고 죽음에 이르게 될지도 모릅니다.

성폭력범죄의 처벌 등에 관한 특례법 제14조(카메라 등을 이용한 촬영)는 이러합니다.

① 카메라나 그밖에 이와 유사한 기능을 갖춘 기계장치를 이용하여 성적 욕망 또는 수치심을 유발할 수 있는 다른 사람의 신체를 그 의사에 반하여 촬영하거나 그 촬영물을 반포 판매 임대 제공 또는 공공연하게 전시 상영한 자는 5년 이하의 징역 또는 1천만 원 이하의 벌금에 처한다.

② 제1항의 촬영이 촬영 당시에는 촬영 대상자의 의사에 반하지 아니하면서도 사후에 그 의사에 반하여 촬영물을 반포 판매 임대 제공 또는 공공연하게 전시 상영한 자는 3년 이하의 징역 또는 500만 원 이하의 벌금에 처한다.

③ 영리를 목적으로 제1항의 촬영물을 「정보통신망 이용촉진 및 정보보호 등에 관한 법률」 제2조 제1항 1호의 정보통신망(이하 정보통신망이라 한다)을 이용하여 유포한 자는 7년 이하의 징역 또는 3천만 원 이하의 벌금에 처한다.

몰래 동영상을 촬영한 경우는 불법 촬영이며, 이에 따른 영상을 보유할 때도 문제가 될 수도 있습니다. 또한, 영상으로 협박을 하였을 경우는 협박죄가 추가됩니다. 영상에 대한 협박죄는 결코 가벼운 부분이 아니기에 주의해야 합니다. 하지만 이러한 디지털 성범죄 피해를 당했을 경우 디지털 성범죄 피해자 지원기관에 지원을 받는 것이 좋습니다.

> **Check Point 도움을 요청해요**
>
> ✓ **수사 지원**
> 경찰 112, 117, 앱: 112 긴급 신고, 스마트 국민제보
>
> ✓ **삭제지원**
> 디지털 성범죄 피해자지원센터(02-735-8994)
> 방송통신심의위원회(1377)
>
> ✓ **심리지원**
> 디지털 성범죄피해자지원센터(02-735-8994)
> 해바라기센터, 성폭력 상담소, 여성 긴급전화(1366)
> 한국사이버성폭력대응센터(02-81-795902-338-7959)
> 한국여성인권진흥원(카카오톡 검색 'women1366') 외 다수
>
> ✓ **법률지원**
> 디지털 성범죄피해자지원센터(02-735-8994)
> 대한법률구조공단(132) 외 다수
>
> ✓ **경제적지원**
> 범죄피해자지원센터(1577-1295) 외 다수
>
> ✓ **주거지원**
> 성폭력 상담소, 여성 긴급전화(1366)

7 메타버스 내에서 성범죄 예방은 어떻게 지도해야 할까요?

"제페토나 로블록스를 많이 하나요?"
"그곳에서 어떤 이야기를 주로 하나요?"

"게임을 주로 하는데, 아이들이 욕도 하고 패드립('패륜적 드립'의 줄임말, 부모님이나 어른을 욕하는 말)을 많이 해요. 한번은 어떤 아저씨가 내 아바타를 졸졸 쫓아다니고 예쁘다면서 옷을 벗는 동작을 해서 깜짝 놀랐어요."

최근 메타버스 열풍이 일고 있어, '메타버스를 이용한 성교육'이라는 연수를 들어보았습니다. 나와 비슷한 이미지의 나(아바타)를 만들어 가상의 공간을 다니면서 나를 표현하니 신기하기도 하고, 다른 세계를 경험한 느낌이었습니다. 나의 분신인 아바타를 통해 현실과 같이 사람도 만나고 대화도 나누었는데 이것이 메타버스를 통한 성교육이었습니다.

메타버스(Metaverse)란 우주를 뜻하는 '유니버스(Universe)'와 '가상, 초월'을 의미하는 '메타(Meta)'의 합성어로 현실 세계와 같은 사회·경제·문화 활동이 이루어지는 3차원의 가상세계를 의미합니다. 현실을 디지털 기반의 가상세계로 확장해서 가상의 공간에서 모든 활동을 할 수 있게 만드는 시스템입니다. 특히 아이들 사이에서 자신만의 3D 아바타 캐릭터를 만들어 이용자들과 소통하거나 다양한 가상현실을 경험하는 메타버스 플랫폼이 선풍적인 유행을 하고 있습니다. 수업 시간에 아이들에게 물어보니 '로블록스', '제페토'를 모르는 아이들은 거의 없었습니다.

한국에서 가장 널리 알려진 '제페토'는 네이버 제트(Z)가 운영하는 증강현실(AR) 아바타 서비스입니다. 가상현실(VR)보다 한 단계 더 진화한 개념으로 아바타를 활용해 다양한 활동을 할 수 있는 공간입니다. 그곳에는 AR 콘텐츠와 게임, SNS 기능, 서로의 음성을 주고받는 기능도 있어 10대 등 젊은 층을 중심으로 인기를 끌고 있습니다. 특히 메타버스 안에서는 직접 대면하지 않기 때문에 누구를 만나는 게 훨씬 쉬워지고 신체적 감각도 현실과 다르지 않습니다.

가상현실(VR)과 증강현실(AR)을 일상처럼 활용하는 10대들은 가상현실(VR)을 기반으로 하는 플랫폼을 많이 활용하고 있습니다. 어른들이 오프라인 카페에서 만나 서로 편하게 대화하듯이 아이들은 가상공간에서 만나 활동합니다. 즉 메타버스가 아이들의 놀이터인 셈이지요.

★ **증강현실(AR;augmented reality):** 현실 세계에 3차원 가상물체를 겹쳐 보여 주는 기술
★ **가상현실(VR;virtual reality)**: 컴퓨터로 만들어 놓은 가상의 세계에서 사람이 실제와 같은 체험을 할 수 있도록 하는 최첨단 기술
★ **메타버스:** 가상현실(VR)보다 진화한 개념으로, 아바타를 활용해 단지 게임이나 가상현실을 즐기는 데 그치지 않고 실제 현실과 같은 사회·문화적 활동을 할 수 있음

아바타와의 채팅은 대면 소통하지 않고 익명으로 가상공간에서 소통하다 보니 경계를 침범하는 것이 현실보다 쉽게 일어날 수 있습니다. 하지만 메타버스 가상공간 안에서도 성희롱도 있고, 스토킹도 있고, 성폭력도 있을 수 있습니다. 실제로 게임 아이템을 선물하며 환심을 산 후 노출 사진 등을 요구하거나 성적 수치심을 유발하는 메시지를 보내는 등의 사이버 성폭력 사례가 늘고 있다고 합니다.

메타버스 공간 속에서도 성범죄 피해를 보면 피해자는 현실에서처럼 정신적 충격을 받을 수 있으며, 또한 아바타 간 성범죄가 현실의 성범죄로까지 이어질 수 있습니다. 서로 경계를 존중하지 않으면 성폭력이 될 수 있습니다.

그래서 메타버스 내에서 경계 침해 행위에 대한 교육이 필요합니다. 하지만 가상공간에 대한, 가상공간 속 아바타 간의 성 경계 침범행위는 사람 간의 경계 침범행위가 아니기 때문에 법적으로 처벌하기는 어렵습니다. 하

지만 아바타를 움직이는 중에 글을 쓰거나 음성 채팅 및 성적인 영상을 상대방에게 보내면 기존 법에서 형사처벌 대상이 될 수 있다고 합니다.

옛 페이스북 기업인 '메타'는 메타버스 플랫폼 '호라이즌 월드'와 '호라이즌 베뉴'에서 고객의 아바타 사이 거리가 5피트(약 1.2m)의 거리감이 느껴지도록 하는 '개인 경계선(Personal Boundary)' 기능을 도입했습니다. 즉 아바타 간에 접촉하려면 모두 손을 뻗어야 하고, 이를 통한 접촉은 악수나 하이 파이브 정도로 제한했습니다.

가상세계는 현실보다 접근성이 더 높고 비대면이라 타인에 대한 경계심은 약화하기 쉽습니다. 부모나 교사들도 메타버스 가상공간이 현실 세계와 같음을 인지하고 아이들을 교육해야겠습니다. 그리고 메타버스 안에서의 성 예절 교육은 매우 중요합니다.

메타버스 세상에서 성 예절을 알아봅시다.

★ 아바타끼리 거리 두기 등으로 타인에게 피해를 주지 않고 아바타 간의 경계선을 존중하도록 교육하고 훈련해야 합니다.

★ 메타버스 내에서 상대방 배려, 존중 교육이 우선되어야겠습니다. 가상공간 안에서 욕설, 폭언, 성희롱, 스토킹, 잘못된 성행동은 잘못된 것이며, 어떠한 폭력도 반드시 처벌이 따른다는 것임을 가르쳐야 합니다.

★ 다른 사람 아바타 공간에 동의를 구하지 않고 들어가 프라이버시를 침해하는 행동을 하지 않도록 교육합니다.

결국은 메타버스 내 성 예절도 인간은 누구나 평등하며 존중해야 하는 존재임을 가르치는 것이 기본입니다.

> **Check Point 메타버스 성범죄 예방**
> - 가상공간에도 성희롱, 스토킹, 성폭력도 있을 수 있음을 교육한다.
> - 다른 사람 아바타의 공간에 침범 시 동의를 구하도록 교육한다.
> - 아바타 간의 경계선을 존중하도록 교육한다.
> - 메타버스 내에서 상대방 배려, 존중 교육이 우선되어야겠다.
> - 가상공간 안에서 욕설, 폭언, 성희롱, 스토킹, 잘못된 성행동은 하지 않도록 교육한다.

참고문헌

《발도르프 성교육》, 마티아스 바이스, 엘케 륍케, 마하 엘라 글뢰클러, 볼프강 괴벨, 만프레드 반 드른, 2019
《성폭력 예방 가이드북》, 인천광역시교육청, 2015
《좋아서 껴안았는데, 왜?》, 이현혜, 2015
여성가족부, 2020년 청소년 유해매체 실태조사, 2021
《엄마가 알을 낳았대!》, 배빗 콜, 1996
질병관리본부, 청소년 건강형태 온라인 조사, 2021
《초,중,고 성교육 워크북(소중한 성, 행복한 우리)》, 경상북도교육청, 2020
《학교 성교육표준안》, 교육부, 2015
《메타버스 성교육》, 이석원, 김민영, 2022